全国中等医药卫生职业教育"十二五"规划教材

生 理 学 基 础

（供护理、助产、药剂、医学检验技术、农村医学等专业用）

主　编　周溢彪（绍兴护士学校）
　　　　侯　勇（四川中医药高等专科学校）

副主编　顾承麟（无锡卫生高等职业技术学校）
　　　　王爱梅（南阳医学高等专科学校）

编　委　（以姓氏笔画为序）
　　　　左国云（普洱卫生学校）
　　　　卢怀笋（广东省江门中医药学校）
　　　　张艳华（牡丹江市卫生学校）
　　　　阿米娜马木提（新疆喀什地区卫生学校）
　　　　金　哨（温州护士学校）
　　　　姜林芬（甘肃省中医学校）
　　　　贾元红（西安市卫生学校）
　　　　唐云安（四川中医药高等专科学校）
　　　　谢晓丽（泰山护理职业学院）

中国中医药出版社
·北 京·

图书在版编目(CIP)数据

生理学基础／周溢彪，侯勇主编. —北京：中国
中医药出版社，2013.8 (2016.2重印)
全国中等医药卫生职业教育"十二五"规划教材
ISBN 978 - 7 - 5132 - 1499 - 5

Ⅰ. ①生… Ⅱ. ①周… ②侯… Ⅲ. ①人体生理学—
中等专业学校—教材 Ⅳ. ①R33

中国版本图书馆 CIP 数据核字（2013）第 129401 号

中 国 中 医 药 出 版 社 出 版
北京市朝阳区北三环东路 28 号易亨大厦 16 层
邮政编码　100013
传真　010 64405750
廊坊市三友印务装订有限公司印刷
各地新华书店经销

*

开本 787×1092　1/16　印张 12.25　字数 270 千字
2013 年 8 月第 1 版　2016 年 2 月第 3 次印刷
书　号　ISBN 978 - 7 - 5132 - 1499 - 5

*

定价　39.00 元
网址　www.cptcm.com

前　言

"全国中等医药卫生职业教育'十二五'规划教材"由中国职业技术教育学会教材工作委员会中等医药卫生职业教育教材建设研究会组织，全国120余所高等和中等医药卫生院校及相关医院、医药企业联合编写，中国中医药出版社出版。主要供全国中等医药卫生职业学校护理、助产、药剂、医学检验技术、口腔修复工艺专业使用。

《国家中长期教育改革和发展规划纲要（2010 - 2020 年）》中明确提出，要大力发展职业教育，并将职业教育纳入经济社会发展和产业发展规划，使之成为推动经济发展、促进就业、改善民生、解决"三农"问题的重要途径。中等职业教育旨在满足社会对高素质劳动者和技能型人才的需求，其教材是教学的依据，在人才培养上具有举足轻重的作用。为了更好地适应我国医药卫生体制改革，适应中等医药卫生职业教育的教学发展和需求，体现国家对中等职业教育的最新教学要求，突出中等医药卫生职业教育的特色，中国职业技术教育学会教材工作委员会中等医药卫生职业教育教材建设研究会精心组织并完成了系列教材的建设工作。

本系列教材采用了"政府指导、学会主办、院校联办、出版社协办"的建设机制。2011 年，在教育部宏观指导下，成立了中国职业技术教育学会教材工作委员会中等医药卫生职业教育教材建设研究会，将办公室设在中国中医药出版社，于同年即开展了系列规划教材的规划、组织工作。通过广泛调研、全国范围内主编遴选，历时近 2 年的时间，经过主编会议、全体编委会议、定稿会议，在 700 多位编者的共同努力下，完成了5 个专业 61 本规划教材的编写工作。

本系列教材具有以下特点：

1. 以学生为中心，强调以就业为导向、以能力为本位、以岗位需求为标准的原则，按照技能型、服务型高素质劳动者的培养目标进行编写，体现"工学结合"的人才培养模式。

2. 教材内容充分体现中等医药卫生职业教育的特色，以教育部新的教学指导意见为纲领，注重针对性、适用性以及实用性，贴近学生、贴近岗位、贴近社会，符合中职教学实际。

3. 强化质量意识、精品意识，从教材内容结构、知识点、规范化、标准化、编写技巧、语言文字等方面加以改革，具备"精品教材"特质。

4. 教材内容与教学大纲一致，教材内容涵盖资格考试全部内容及所有考试要求的知识点，注重满足学生获得"双证书"及相关工作岗位需求，以利于学生就业，突出中等医药卫生职业教育的要求。

5. 创新教材呈现形式，图文并茂，版式设计新颖、活泼，符合中职学生认知规律及特点，以利于增强学习兴趣。

6. 配有相应的教学大纲，指导教与学，相关内容可在中国中医药出版社网站

（www. cptcm. com）上进行下载。本系列教材在编写过程中得到了教育部、中国职业技术教育学会教材工作委员会有关领导以及各院校的大力支持和高度关注，我们衷心希望本系列规划教材能在相关课程的教学中发挥积极的作用，通过教学实践的检验不断改进和完善。敬请各教学单位、教学人员以及广大学生多提宝贵意见，以便再版时予以修正，使教材质量不断提升。

中等医药卫生职业教育教材建设研究会

中国中医药出版社

2013 年 7 月

编写说明

　　《生理学基础》是根据"全国中等职业教育教学改革创新工作会议"的精神，为适应我国中等医药卫生职业教育发展的需要，在全面推进素质教育、培养 21 世纪技能型高素质人才的职业教育改革中诞生的。教材紧紧围绕"以就业为导向、以能力为本位、以技能为核心"的职教理念，突出"老师好教、学生易学"的特色；坚持"以学生为主体"的原则，力求符合中职学生的认识特点，适当降低知识难度，多插入直观性强的图片等资料，设计最佳的编排结构与编写风格，以提高教材的科学性、实用性、先进性、启发性和可读性，为后期护理课程的教学和执业护士资格考试奠定坚实的基础。教学内容重点揭示正常人体各系统、器官和细胞的生理功能，辅助插入知识链接，拓展学生的知识面。总之，"必需、实用、够用"是编写本教材的基本指导思想。

　　本着"必需、实用、够用"的原则，在教材的编写中对课程内容的取舍和课程结构设计方面进行了调整与创新，以"知识要点"诠释教学大纲的基本要求和难点重点，以"知识链接"强化学习效果并拓展学生的知识面，同时做到语言简明扼要、由浅入深、通俗易懂，图文并茂、以图释文、形象生动，激发学生的学习兴趣，引导学生主动学习，使教材真正成为学生学习的工具。教材辅以配套同步训练，按国家执业护士资格考试的要求设置题型，便于学生复习、巩固和检测。

　　本教材的各位编者都是长期在第一线从事生理学教学的骨干教师，在编写过程中参考并吸收了其他相关教材的成果，同时也融入了各自在教学中的丰富经验，有利于掌握教学重点、难点，真正做到"老师好教、学生易学"。

　　本教材在编写过程中，得到了中国中医药出版社及参编学校领导的大力支持，谨表衷心的感谢。

　　由于编写时间紧，编者水平有限，错误和疏漏在所难免，恳请广大师生提出宝贵意见，以便再版时修订。

《生理学基础》编委会

2013 年 6 月

目 录

第一章 绪 论

 知识要点

1. 描述生命的基本特征；理解刺激、刺激阈、反应、兴奋和抑制的概念。
2. 阐述内环境的概念和稳态的概念及其意义。
3. 阐述神经调节、体液调节、自身调节的特点。
4. 说出反射、反馈、正反馈和负反馈的概念和意义。

第一节 概 述

一、生理学的研究对象和任务

生理学是生物科学的一个分支，是研究机体正常生命活动规律的科学。机体是一切有生命个体的统称。生命活动是指机体在形态结构的基础上所表现的各种功能活动，如新陈代谢、血液循环、肌肉收缩等。

(一) 生理学的研究对象

生理学的研究对象是正常状态下，人体细胞、组织、器官乃至整体的功能活动，如循环、呼吸、消化、排泄、运动、感觉、思维以及生殖等。

(二) 生理学的任务

1. 生理学的任务　是研究生命活动产生的机制、条件、过程以及内、外环境变化对生命活动的影响，从而认识和掌握正常人体生命活动的规律。

2. 生理学与医学的关系　生理学的产生和发展与医学有着十分密切的关系。①许多医学问题的研究要以生理学的理论和方法为基础，只有了解正常的人体功能，才能理解各种疾病发生时机体某些部分发生的功能变化；②医学的实践与发展不但能检验生理学理论的正确性，而且还不断对生理学提出新的课题，推动生理学的研究与发展。因此，生理学是一门重要的基础医学学科。医护生只有学好了生理学，才能为下一步学习病理学、药理学及其他临床学科打下坚实的基础。

二、生理学的研究方法

由于人体是由各器官、系统相互联系、相互作用而构成的一个复杂的整体，因此，要全面、完整理解某一生理功能的机制，需要从整体、器官与系统、细胞及分子3个不同的水平进行研究。

1. **整体水平** 整体水平的研究，是以完整的机体为对象，研究人体与环境的相互作用以及完整机体各系统之间的相互影响。例如，气温变化或运动时整体所发生的变化，以及此时各系统之间生理功能的相互协调。

2. **器官与系统水平** 器官与系统水平的研究，是以器官、系统为对象，研究各器官、系统生理活动的规律及其调节机制，以及它们对整体生理功能的作用和意义等。例如，心脏的搏动是如何发生的？心脏的搏动有什么特点？心脏的搏动对整体有什么作用？

3. **细胞及分子水平** 细胞及分子水平的研究，是以细胞及其所含的物质分子为对象，研究人体各种细胞超微结构的功能，以及细胞内各种物质分子的生理变化规律。例如，细胞膜上钠－钾泵的活动对细胞功能的影响。

第二节 生命活动的基本特征

通过对各种生物体基本生命活动的观察和研究，发现生命活动至少有3种基本表现，即新陈代谢、兴奋性和生殖。这些表现都是生物体所特有的，是生命活动的基本特征。

一、新陈代谢

新陈代谢是指机体与周围环境之间不断地进行物质交换和能量交换的自我更新过程，包括合成代谢（同化作用）和分解代谢（异化作用）两个方面。合成代谢是指机体不断从外界摄取营养物质，并将其合成、转化为自身的物质，同时贮存能量的过程；分解代谢是指机体不断分解自身的物质，同时释放能量供生命活动的需要，并将其分解产物排泄出体外的过程。可见，新陈代谢过程中，既有物质代谢又有能量代谢，新陈代谢一旦停止，生命也随之终结。因此，新陈代谢是机体生命活动的最基本特征。

二、兴奋性

兴奋性是指机体或组织感受刺激及发生反应的能力或特性。

（一）刺激与反应

1. **刺激** 能被机体或组织感受到的环境变化，称为刺激。刺激的种类很多，按其性质可分为：①物理性刺激：如声、光、电、机械、温度、放射线等；②化学性刺激：如酸、碱、药物等；③生物性刺激：如细菌、病毒、寄生虫等；④社会心理性刺激：如语言、文字、思维、情绪等。

2. 反应　机体或组织接受刺激后所发生的一切变化，称为反应。例如，骨骼肌受外力牵拉后引起收缩；外界气温升高后，汗腺分泌汗液等。反应有两种基本表现形式，即兴奋与抑制。

（二）兴奋与抑制

1. 兴奋　是指机体或组织接受刺激后，由相对静止变为活动状态或活动由弱变强。如电刺激动物的交感神经，可引起动物心跳加强、加快，就是一种兴奋反应。

2. 抑制　是指机体或组织接受刺激后，由活动状态变为相对静止状态或活动由强变弱。如电刺激动物的迷走神经，引起动物心跳减慢、减弱，就是一种抑制反应。

在机体各种组织中一般以神经、肌肉及腺体的兴奋性最高，它们只需接受较小强度的刺激，就能发生某种形式的反应。因此，习惯上将它们称为可兴奋组织。

（三）兴奋性的衡量指标——阈值

实验证明，任何刺激要引起机体或组织发生反应必须具备 3 个条件，即足够的刺激强度、足够的刺激持续时间和一定的强度 - 时间变化率（单位时间内强度变化的幅度）。如果将刺激持续时间、强度 - 时间变化率固定不变，刺激必须达到一定的强度，才能引起组织发生反应。把引起组织发生反应的最小刺激强度，称为阈强度或刺激阈（阈值）。强度等于阈值的刺激称为阈刺激；强度小于阈值的刺激称为阈下刺激；强度大于阈值的刺激称为阈上刺激。各种组织兴奋性的高低不同，即使同一组织在不同的功能状态下，它的兴奋性高低也不一样，通常把阈强度（阈值）作为判断组织兴奋性高低的客观指标。阈值与兴奋性呈反比关系，即阈值越大说明组织的兴奋性越低，阈值越小说明组织的兴奋性越高。所以，阈值是衡量组织兴奋性高低的客观指标。

兴奋性是一切生物体所具有的特性，它使生物体能对环境变化作出适当反应，是生物体生存的必要条件，因此兴奋性也是机体生命活动的基本特征。

三、生殖

生物体发育成熟后，能够产生与自己相似的子代个体，这种功能称为生殖。任何生物个体的寿命都是有限的，只有通过生殖活动产生新的个体才能使生命得以延续、种族得以繁衍。所以，生殖也是生命活动的基本特征之一。

护士肌肉注射时为何要"两快一慢"

刺激要引起机体或组织发生反应必须具备3个条件，即刺激强度、刺激持续时间和强度－时间变化率。临床上，护士在给患者进行肌肉注射时，常遵循"两快一慢"的原则，即进针快、出针快、推药慢。因为，进针快、出针快能缩短刺激的作用时间，推药慢能降低强度－时间变化率，两者均可减弱刺激作用，从而减轻患者的疼痛。

高频电热疗法

临床上理疗时使用的高频电热疗法，电压可高达上千伏，但为什么对人体没有损害？因为理疗时电压虽高但电脉冲频率极高、刺激时间很短，所以电流通过组织时只产生热疗效应，而对人体没有损害，更无触电的感觉。

第三节 机体与环境

机体的一切生命活动都是在一定的环境中进行的，一旦脱离环境，机体或细胞将无法生存（图1－1）。

一、机体与外环境

自然界是人体赖以生存的环境，称为外环境，包括自然环境和社会环境。人体的生命活动不仅受自然环境的影响，还受到社会心理因素的影响。外环境千变万化，这些变化都会对人体产生不同的刺激，人体也不断地作出反应，以适应外环境的变化，达到人体与外环境的统一与协调。例如，当外界气温降低时，人体就会产生相应的适应性反应。如皮肤血管收缩，以减少散热量；骨骼肌紧

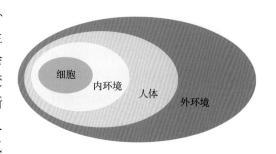

图1－1 机体与环境关系图

张性增强甚至出现寒战，以增加产热量，从而维持体温的相对稳定；如果气温过低，人体还能采取增加衣着、安装取暖设备等措施，有意识地对体温进行调节，以保持在寒冷环境中的体热平衡。人体作为生态系统的重要组成部分，既要依赖环境、适应环境，又要不断地影响环境、改善环境，以保持人与环境的和谐统一。

二、机体与内环境

（一）内环境

机体的绝大多数细胞并不直接与外环境相接触，而是生活在机体内的液体环境中，细胞直接接触的环境是细胞外液。机体内的液体总称为体液，成人体液总量约占体重的60%。其中，约40%（2/3）存在于细胞内，称为细胞内液；约20%（1/3）存在于细胞外，称为细胞外液，包括血浆、组织液、淋巴液、房水和脑脊液等。生理学把体内细胞赖以生存的细胞外液称为机体的内环境，简称内环境。它是细胞直接进行新陈代谢的场所，对细胞的生存及维持细胞的生理功能十分重要。

（二）内环境的稳态

外环境的各种因素是经常发生变化的，而内环境与外环境明显不同，它的各种理化因素（如温度、酸碱度、渗透压及各种离子浓度等）是保持相对稳定的。这种内环境的各种成分和理化性质保持相对稳定的状态称为内环境的稳态。内环境的稳态是细胞维持正常生理功能的必要条件，也是机体维持生命活动的必要条件。内环境的稳态包括两方面的含义：一方面是指细胞外液理化性质总是在一定水平上保持相对恒定，不随外环境的变化而发生明显变化。例如，外环境有春夏秋冬的冷热变化，但机体的体温总能维持在37℃左右，变化范围不会超过1℃。另一方面是指内环境的恒定状态并不是静止不动的，在正常生理状态下有一定的波动，但其波动范围很小。因此，内环境稳态是一种动态的、相对的平衡状态。

第四节　机体生理功能的调节

机体生理功能的调节是指机体对内、外环境变化所作出的适应性反应的过程。在生理情况下，机体内各细胞、器官和系统功能活动是紧密联系、互相配合的，使机体成为一个统一的整体，以适应各种内、外环境的变化，维持机体内环境的稳态。

一、机体生理功能的调节方式

机体对各种功能活动进行调节的方式主要有3种，即神经调节、体液调节和自身调节。

（一）神经调节

1. **基本方式**　通过神经系统的活动对机体生理功能的调节称为神经调节，它是机体生理功能的最主要调节方式。神经调节的基本方式是反射。反射是指在中枢神经系统的参与下，机体对刺激产生的规律性反应。例如，食物进入口腔引起唾液分泌。反射活动的结构基础是反射弧。反射弧由5个部分组成，即感受器、传入神经、中枢、传出神经和效应器（图1-2）。

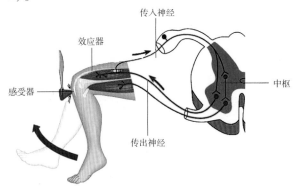

图1-2 反射弧组成示意图

每一种反射都有一定的反射弧，反射弧的5个组成部分中，任何一个部分被破坏或出现功能障碍，都将导致相应反射活动的消失。

2. 反射的类型 反射的种类很多，按其形成的过程和条件不同，可分为非条件反射和条件反射两类。①非条件反射：食物进入口腔引起唾液分泌、手指触及火焰引起缩手动作等，都是非条件反射。这类反射是先天遗传的，有固定的反射弧，是机体适应环境的基本反射。②条件反射："望梅止渴"是一种条件反射，它是人和高等动物个体生活过程中在一定条件下建立起来的反射活动。非条件反射和条件反射的形成条件、特点及意义见表1-1。

表1-1 非条件反射和条件反射的比较

	非条件反射	条件反射
形成	先天遗传，种族共有	后天学习形成
举例	吸吮反射，膝反射	"望梅止渴"
反射弧	稳定的反射弧	易变的反射弧
中枢	大脑皮质下各中枢能完成反射	必须通过大脑皮质才能完成反射
意义	数量有限，适应性弱	数量无限，适应性强

神经调节的特点是反应迅速、作用精确、作用时间短暂。

（二）体液调节

体液调节是指体液中的化学物质（如激素）通过体液的运输对机体生理功能的调节。参与体液调节的化学物质主要是指内分泌腺和内分泌细胞分泌的激素。例如，甲状腺产生的甲状腺素，通过血液运输到全身各组织细胞，影响物质与能量代谢，促进人体生长与发育。

体液调节的特点是反应缓慢、作用广泛、作用时间持久。

（三）自身调节

自身调节是指体内的某些组织细胞不依赖于神经和体液因素的作用，自身对刺激产生的一种适应性反应。例如，动脉血压在 80～180mmHg 范围内波动时，肾血管口径会随之改变，从而使肾血流量保持相对稳定，保证了肾泌尿活动在一定范围内不受动脉血压变动的影响。

自身调节的特点是原始简单、调节范围局限、调节幅度较小。

二、机体生理功能的反馈调节

经研究发现，机体内存在着数以千计的自动控制系统。自动控制系统的基本特点是控制部分与受控部分之间存在着双向的信息联系，形成一个"闭环"回路。在机体内，通常将反射中枢或内分泌腺等看做是控制部分，而将效应器或靶细胞看做是受控部分。控制部分发出的指令作为控制信息到达受控部分改变其活动状态，而受控部分也能够将其活动的状况作为反馈信息送回到控制部分，使控制部分能不断地根据

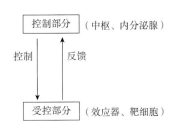

图 1-3 自动控制系统与反馈示意图

反馈信息来纠正和调整自己的活动，从而实现自动精确的调节（图 1-3）。

由受控部分发出的信息反过来影响控制部分活动的过程称为反馈。反馈主要分为两类，即正反馈和负反馈。

（一）正反馈

正反馈是指受控部分的反馈作用与控制部分的原发作用一致，使原发作用进一步加强。例如，在排尿过程中，排尿中枢发出控制信息，使膀胱逼尿肌收缩，发动排尿反射；当尿液流经后尿道时，又可刺激尿道感受器，产生反馈信息送回到排尿中枢并加强其活动，导致膀胱逼尿肌进一步收缩，直到膀胱内尿液排完为止。机体内正反馈较少，主要有排尿反射、排便反射、血液凝固和分娩过程。

正反馈的意义：促使某些生理活动一旦发动，就迅速加强，直到其生理过程完成为止。

（二）负反馈

负反馈是指受控部分的活动反过来使控制部分的原发作用向相反方向发展，使原发作用减弱或增强。也就是说，当某种生理活动过强时，通过负反馈可使该生理活动减弱；而当某种生理活动过弱时，又可反过来引起该生理活动增强。例如，机体的动脉血压高于正常时，体内的压力感受器就会监测到这种变化，并将这种信息反馈到心血管中枢，使心血管中枢的活动发生改变，导致心脏的收缩活动减弱、减慢，血管舒张，使升高的血压降到正常水平；反之，如果动脉血压低于正常时，则通过负反馈机制使血压回

升到正常范围。

负反馈的意义：维持某些生理功能的正常水平及内环境的稳态。

复习思考题

一、名词解释

新陈代谢　兴奋性　阈强度（阈值）　反射　负反馈

二、简答题

1. 何谓内环境和稳态？有何重要生理意义？
2. 简述机体功能活动的调节方式和特点。

第二章　细胞的基本功能

 知识要点

1. 描述细胞膜的物质转运和受体功能；比较细胞膜物质转运的形式和特点。

2. 阐述静息电位和动作电位产生的原理、特点及生理意义，动作电位的传导及特点。

3. 简述骨骼肌的收缩原理及形式，说明其生理意义。

细胞是构成人体及其他生物体的基本结构和功能单位。细胞的种类虽然繁多、功能各异，但都具有某些共同的结构和功能。人体内的各种生命活动都是在细胞及其产物的基础上进行的。因此，在了解整个人体、各系统和各器官的功能之前，首先应掌握细胞的基本结构和功能。

细胞的基本功能涉及许多方面，本章仅介绍细胞膜的物质转运功能、细胞的生物电现象和肌细胞的收缩作用。

第一节　细胞膜的物质转运功能

一、细胞膜的基本结构

细胞膜是包围细胞的一层界膜，又称为质膜，对细胞起着屏障的作用。细胞膜把细胞内容物和细胞周围环境分隔开来，使细胞拥有一个相对独立而稳定的环境，以保证细胞的正常功能和代谢。

细胞膜主要由脂质、蛋白质和少量的糖类物质组成。关于细胞膜的分子结构，目前较公认的是"液态镶嵌模型"学说，其基本内容是：细胞膜是以液态的脂质双分子层为基架，其中镶嵌着具有不同分子结构和功能的蛋白质（图 2 – 1）。

（一）膜脂质

膜脂质包括 3 类：磷脂、糖脂和胆固醇。其中磷脂含量最多，约占 70%，其次是胆固醇。磷脂是一种双极分子，分亲水端（磷酸和碱基）和疏水端（脂肪酸），这种特性决定了磷脂在液体中以双分子层形式存在。膜的内表面和外表面是亲水端，中间是疏水端（图2-1），形成膜的基本构架。在正常体温下，膜脂质呈液态。胆固醇的作用主要是影响膜的流动性，胆固醇含量越多，膜的流动性越小。

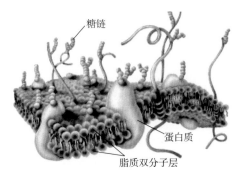

图2-1 细胞膜液态镶嵌模型示意图

（二）膜蛋白质

细胞膜的主要功能都是通过膜蛋白质来实现的。根据它们在细胞膜中的部位，膜蛋白质可分为3种类型：①表面蛋白位于膜的外表面，如受体蛋白等；②贯穿整个膜的蛋白，如通道蛋白等；③位于内表面的蛋白，如细胞膜内的一些酶类。

（三）糖类

细胞膜含有少量糖类，主要是一些多糖链。糖链大多数附着于膜的外表面，其功能是：①作为细胞的识别标志；②有些糖链的结构特异性导致细胞具有不同的抗原决定簇，因而与机体的免疫反应有关。

二、细胞膜的物质转运功能

物质转运功能是细胞膜多种功能中最重要的一种。生理学上根据物质通过细胞膜的机制不同，将细胞膜的物质转运方式分为单纯扩散、易化扩散、主动转运、入胞和出胞作用。

（一）单纯扩散

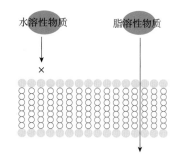

图2-2 单纯扩散示意图

单纯扩散是指脂溶性小分子物质从细胞膜高浓度一侧向低浓度一侧转运的过程。这是一种单纯的物理过程。在人体内以单纯扩散方式进出细胞的物质很少，比较确定的有 O_2、CO_2、NO、NH_3 等气体分子（图2-2）。由于这些气体分子是顺浓度差转运，所以不需要消耗能量。通常细胞外 O_2 浓度高于细胞内，所以 O_2 总是由细胞外扩散进入细胞内；而细胞内 CO_2 浓度高于细胞外，所以 CO_2 总是由细胞内扩散到细胞外。

（二）易化扩散

水溶性或脂溶性很小的小分子物质不易通过细胞膜脂质层，需借助细胞膜上特殊蛋白质才能从细胞膜高浓度一侧向低浓度一侧转运，这一过程称为易化扩散。易化扩散也是顺浓度差转运，不需要消耗能量，但必须有膜蛋白质的帮助。根据借助膜蛋白质的不同，可将易化扩散分为载体转运和通道转运两种类型。

1. **载体转运**　细胞膜载体蛋白分子上有一个或数个能与某种转运物质相结合的位点，物质在高浓度一侧与载体蛋白的位点结合，载体蛋白发生构型改变，将物质运载到低浓度一侧，然后物质与载体蛋白分离，完成转运。载体蛋白恢复原来结构，并可反复使用（图2-3）。载体蛋白就像是一条渡船，葡萄糖、氨基酸进入细胞就是以载体转运的形式进行的。载体转运具有以下特点：①高度特异性：一种载体只能转运某种特定结构的物质，如葡萄糖载体只能转运葡萄糖，而不能转运氨基酸。②饱和现象：在一定范围内增加被转运物质浓度能提高转运速度和转运量，但被转运物质浓度达到一定限度时，再增加该物质浓度其转运量不再增加。这是因为载体蛋白的数量和结合位点都是有限的。③竞争性抑制：如果某一载体对两种以上物质有转运能力，当其中一种物质浓度增加时，该物质转运量增加，其他物质的转运量则减少。

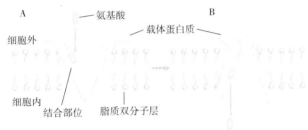

图2-3　载体转运示意图

A. 载体蛋白在膜的一侧与被转运物结合；B. 载体蛋白在膜的另一侧与被转运物分离

2. **通道转运**　通道蛋白质是贯穿于细胞膜全层的蛋白质，像穿过细胞膜的孔道。当通道开放时，水溶性无机离子如 Na^+、K^+、Ca^{2+} 等可顺浓度差或电位差经各自的通道进或出细胞；当通道关闭时，有关离子则不能通过，即膜对这些离子不通透（图2-4）。通道也具有特异性，但不如载体严格，不同离子一般由不同通道转运，如 K^+ 通道、Na^+ 通道，但某些离子如 Ca^{2+} 可通过几种不同的通道转运。通道的开或关由化学因素调控的称为化学门控通道，由细胞膜两侧电位变化调控的称为电压门控通道，大多数细胞膜上的 Na^+ 通道、K^+ 通道属于此类。

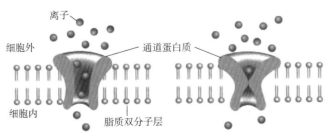

通道呈开放（激活）状态　　　　通道呈关闭（失活）状态

图2-4　通道转运示意图

单纯扩散和易化扩散都不消耗能量，均属于被动转运。扩散通过量大小取决于转运物质在膜两侧的浓度差及膜对转运物质的通透性。转运物质在膜两侧的浓度差越大，膜对转运物质的通透性越大，扩散通过量越大，反之则减少。

（三）主动转运

细胞借助膜上泵蛋白将某种小分子物质（分子或离子）由细胞膜低浓度一侧转运到高浓度一侧的耗能过程称主动转运。泵蛋白是一种特殊蛋白质，常见的有 $Na^+ - K^+$ 泵（简称钠泵）、钙泵、氢泵、碘泵、氯泵等。目前研究最清楚的是广泛分布在细胞膜上的钠泵，它在细胞生理活动中最为重要。钠泵是细胞膜上一种 $Na^+ - K^+$ 依赖式 ATP（三磷酸腺苷）酶，它可以水解 ATP 获得能量，把细胞内的 Na^+ 逆浓度差转运到细胞外，同时把细胞外的 K^+ 逆浓度差转运到细胞内，从而形成和保持细胞内高 K^+、低 Na^+，细胞外高 Na^+、低 K^+ 的生理状态（图 2-5）。这种细胞内外 Na^+、K^+ 分布的不均衡性正是细胞正常兴奋性的基础。当细胞内 Na^+ 浓度升高或细胞外 K^+ 浓度升高时可激活钠泵，而缺氧、能量供应不足、低温、酸中毒等因素可使钠泵活动减弱，某些药物如强心苷（哇巴因）可抑制钠泵活动。

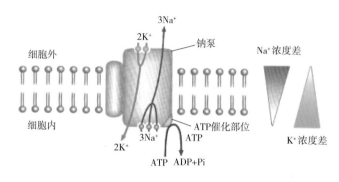

图 2-5　钠泵主动转运示意图

ATP：三磷酸腺苷；ADP：二磷酸腺苷；Pi：无机磷酸

知识链接

人体内的"生命泵"——钠泵

主动转运是人体内最重要的物质转运形式，它使细胞可根据生理需要主动选择对物质的吸收或排出，而不受细胞内外物质浓度差的影响。钠泵在此过程中的作用尤为突出。钠泵活动对维持细胞内外离子浓度差有重要的生理意义：①维持细胞内高 K^+，这是细胞许多生理活动进行的必要条件。②维持细胞内低 Na^+，阻止水分大量进入细胞，保持细胞正常形态和功能。③维持细胞外高 Na^+，这是可兴奋细胞产生兴奋的基础，也为营养物质继发性主动转运提供能量来源。人体内代谢所产生的能量约有 20% 被钠泵的活动所消耗。钠泵的活动一旦发生障碍将给人体正常的生命活动带来灾难性的影响，所以钠泵被冠以"生命泵"之称。

（四）入胞和出胞

一些大分子物质或团块进出细胞，由于分子量大，不能直接穿过细胞膜，必须通过细胞膜一系列复杂的变形吞吐活动来完成。这些过程需要细胞消耗能量。

1. 入胞（胞吞） 是指细胞外大分子物质或团块进入细胞内的过程（图2-6）。如血浆脂蛋白、大分子营养物、细菌、病毒等进入细胞，首先被细胞膜上的受体识别并与其接触，然后接触部位细胞膜凹陷或伸出伪足把物质包裹起来，卷入细胞中。进入细胞内的物质是固体，称吞噬；进入细胞内的是液体，称胞吞。

2. 出胞（胞吐） 是指大分子内容物排出细胞的过程。主要见于细胞的分泌活动，如消化腺细胞分泌消化酶、内分泌细胞分泌激素、神经末梢释放递质等。这些物质在细胞内形成后，被一层膜性物质包裹形成囊泡，囊泡向细胞膜移动，与细胞膜融合，融合处破裂，囊泡内物质排出细胞（图2-6）。

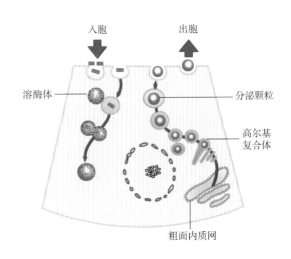

图2-6 入胞和出胞作用示意图

三、细胞膜的受体功能

（一）细胞膜受体的定义与结构

受体主要是指在细胞膜上或细胞内能与某些化学物质特异性结合，并引发细胞特定生理效应的特殊部分。受体的本质是蛋白质。受体能对某些特定的化学物质进行识别并与其特异性结合，就像钥匙和钥匙孔的关系。受体与化学物质的结合激活细胞内多种酶系，从而产生特定的生理效应。

（二）细胞膜受体的功能

受体有两个重要功能：①识别功能：它能够识别特殊化学物质并与之结合；②调节功能：受体一旦与特殊化学物质结合便能引起细胞特定的生理效应。

（三）细胞膜受体的特征

受体具有以下特征：①特异性：受体通过识别，只与特定的化学物质结合，从而产生特定的生理效应，以确保细胞不受其他化学物质干扰，使信息传递准确、可靠；②饱和性：细胞膜受体数量有限，所以与某些特定化学物质的结合力也是有限的，具有一定的饱和性；③可逆性：受体与化学物质既可以结合，也能够解离。

第二节 细胞的生物电现象

活的组织细胞在安静或活动时所伴有的电现象称为生物电现象。人体许多生理活动都与生物电变化有密切关系，对细胞生物电的研究有助于我们认识生命活动的本质。此外，人体组织器官生物电的检查，如心电图、脑电图、肌电图等在临床已广泛应用于疾病的诊断。

细胞生物电现象有两种表现形式：一种是细胞安静时的静息电位，另一种是细胞受刺激时所产生的动作电位。

一、静息电位

（一）静息电位的概念

静息电位是指细胞在安静（未受刺激）时，存在于细胞膜两侧的电位差。静息电位是一切生物电现象产生的基础。将示波器的两个测量电极 A 和 B 置于安静状态下的神经细胞外表面时（图2－7），示波器屏幕上的光点在零电位线上横向扫描，说明细胞膜外表面的任意两点之间没有电位差。若将 A 电极置于细胞膜外表面，另一个微电极 B 插入细胞膜内（图2－7），则示波器上的光点迅速从零电位下降到一定水平，然后继续横向扫描，这说明膜内电位较膜外低，细胞膜内外两侧存在着电位差，即静息电位。以膜外电位为零，则膜内电位为负值，一般以膜内电位值表示静息电位。

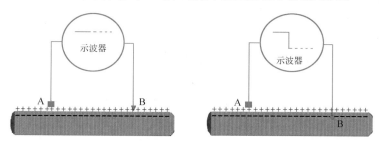

图2－7　测定静息电位的示意图

不同细胞的静息电位数值不同。哺乳类动物的骨骼肌细胞和神经细胞的静息电位为 $-90 \sim -70mV$。安静时细胞膜两侧的电位呈内负外正的状态，称为极化；以静息电位为基准，膜内电位负值增大称为超极化；膜内电位负值减小称为去极化。细胞发生去极化后，膜内电位再恢复到静息电位时的极化状态，称为复极化。极化与静息电位都是细胞处于安静状态的标志。

（二）静息电位的产生机制

静息电位的产生机制目前用"离子流学说"来解释。该学说认为生物电的产生有两个前提条件：①细胞膜内外两侧某些离子的分布和浓度不均衡；②细胞膜在不同的状态下对离子的通透性不同。细胞安静时，膜对 K^+ 的通透性较大，而静息时膜内 K^+ 浓度比膜外高，于是细胞内 K^+ 顺浓度差向细胞外扩散，细胞内带负电荷的蛋白质（A^-）则随同 K^+ 有外流倾向，但因膜对 A^- 无通透性而被阻隔在膜的内侧面。外流的 K^+ 在这些蛋白质分子的吸引下排列在膜的外侧面，形成了膜内为负、膜外为正的跨膜电位差。这一电位差的存在对 K^+ 外流起着阻止的作用。随着 K^+ 外流的增多，电位差增大，对 K^+ 外流的阻力也增大，最后当促使 K^+ 外流的浓度差和阻止 K^+ 外流的电位差两种相互拮抗的力量达到平衡时，K^+ 外流停止。此时，由 K^+ 外流所造成的电位差也稳定于某一数值，即静息电位。所以，静息电位是由 K^+ 外流引起的，它实际是 K^+ 外流所形成的电 – 化学平衡电位。

　　静息电位的大小主要受细胞内外 K^+ 浓度的影响，当细胞外液 K^+ 浓度降低时，可使细胞内外 K^+ 浓度差增大，K^+ 外流增多，则引起静息电位变大；反之，当细胞外液 K^+ 浓度升高时，细胞内外 K^+ 浓度差减小，K^+ 外流减少，因而使静息电位变小。

二、动作电位

（一）动作电位的概念

　　动作电位是指可兴奋细胞受到有效刺激时，在静息电位的基础上发生的一次迅速可扩布的电位变化（图 2 – 8）。动作电位的产生是细胞兴奋的标志。在静息电位基础上，给神经纤维一个有效刺激，可在示波器上观察到一个动作电位波形。动作电位由上升支（去极相）和下降支（复极相）组成，上升支膜电位由原来的 – 70mV 去极到 + 35mV，其中膜电位超过 0mV 的

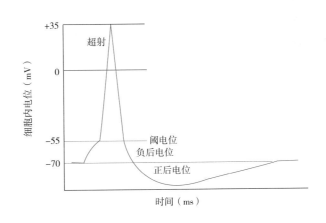

图 2 –8　神经纤维动作电位模式图

部分，称为超射，此时，膜电位转变为内正外负状态。下降支膜电位从顶点 + 35mV 复极到 – 70mV，恢复到静息电位的水平。迅速去极化的上升支和迅速复极化的下降支共同形成尖锋状的电位变化称为锋电位，锋电位持续约 1 毫秒。在下降支恢复到静息电位水平之前，经历的一段小而缓慢的电位变化称为后电位。后电位又可分为首先出现的一段持续 5～30 毫秒的负后电位（去极化电位）；然后出现一个持续时间较长的正后电位（超极化电位）。

（二）动作电位的产生机制

　　动作电位的产生机制目前也用"离子流学说"来解释。细胞外液 Na^+ 浓度比细胞内液高，因此，Na^+ 有从细胞外向细胞内扩散的趋势。当细胞受到刺激时，膜上少量

Na⁺通道被激活而开放，Na⁺顺浓度差和电位差内流，使膜内电位负值减小，达到一定数值后，引起大量的Na⁺通道激活开放，使Na⁺大量内流，从而暴发动作电位。使膜对Na⁺通透性突然增大而暴发动作电位的临近膜电位值称为阈电位。阈电位比静息电位小10～20mV，刺激必须使膜内负电位值减小达到阈电位水平才能暴发动作电位。

动作电位的上升支是由于膜外Na⁺大量内流，使细胞内的负电位迅速减小，转而出现正电位，在膜的两侧形成一个内正外负的电位差。这种电位差的存在对Na⁺内流起阻力作用。当促使Na⁺内流的浓度差和阻止Na⁺内流的电位差所构成的两种互相拮抗的力量相等时，Na⁺净内流停止，此时膜电位为Na⁺平衡电位。简言之，动作电位上升支形成的机制是Na⁺内流所形成的电-化学平衡电位。

Na⁺通道开放时间很短，很快失活而关闭，使膜对Na⁺通透性变小。与此同时，K⁺通道激活而开放，膜对K⁺的通透性增大，膜内K⁺在浓度差和电位差的驱动下快速外流，使膜内电位由+35mV降到-70mV，直到膜电位基本恢复到静息水平，构成动作电位下降支，即动作电位的复极化。因此，动作电位下降支是K⁺外流形成的。

复极化结束，膜电位虽然基本恢复到静息电位水平，但离子分布状态并未恢复，神经纤维每兴奋一次，可使膜内Na⁺浓度稍有增加，细胞外K⁺浓度也稍有增加，这种细胞内外离子浓度的改变，使Na⁺泵激活。Na⁺泵活动，将内流的Na⁺泵出，同时将外流的K⁺泵入，使细胞内外的离子浓度和分布得以恢复到原来的静息水平，以维持细胞正常的兴奋性。

（三）动作电位的传导

动作电位一旦在细胞膜某一点产生，就会沿细胞膜向周围传播，直到整个细胞膜都产生动作电位为止。这种动作电位在同一细胞上的传播称为传导。动作电位在神经纤维上的传导，称为神经冲动。

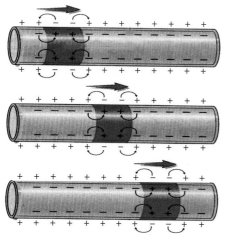

图2-9　动作电位在无髓神经纤维上的传导示意图

1. 动作电位传导的机制　动作电位传导的机制，可用"局部电流学说"来解释。以无髓神经纤维为例（图2-9），当神经纤维的某点接受有效刺激而兴奋时，兴奋部位的膜电位出现了内正外负的电位倒转，而与它相邻的未兴奋部位仍处于内负外正的状态。因此在兴奋部位和静息部位之间产生了电位差，可发生电荷定向移动，形成了局部电流。局部电流的电荷流动方向是：膜外的正电荷由静息部位向兴奋部位移动，膜内的正电荷由兴奋部位向静息部位移动。通过局部电流使邻近未兴奋部位膜内的电位上升，膜外的电位下降，产生去极化。当去极化达到阈电位水平时，触发相邻部位暴发动作电位，使它转变为新

的兴奋点。这样的过程沿着细胞膜连续进行下去，直到整个细胞膜都产生动作电位

为止。

　　兴奋在有髓神经纤维上的传导与无髓神经纤维有所不同。有髓神经纤维的髓鞘不允许离子通过，具有绝缘作用。因此，动作电位的传导只能在没有髓鞘的郎飞结处进行。郎飞结的 Na^+ 通道密集，易产生动作电位。而局部电流也就在相邻的郎飞结之间产生（图2－10），这一局部电流对相邻的郎飞结起着刺激作用，使之兴奋，好像动作电位由一个郎飞结跳到另一个郎飞结，称为跳跃式传导。因此有髓神经纤维的传导速度比无髓神经纤维快得多。

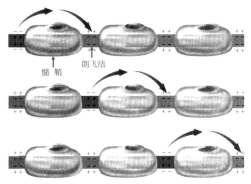
髓鞘　　郎飞结

图2－10　动作电位在有髓神经纤维上的传导示意图

　　2. 动作电位传导的特点

　　（1）双向传导　当神经纤维的中间受到刺激后，产生的动作电位可同时向神经纤维的两端传导。

　　（2）不衰减性传导　动作电位在同一细胞上的传导，幅度不随传导距离的增大而减小。

　　（3）"全或无"现象　刺激强度达不到阈值时，就不产生动作电位（无）；刺激强度达到阈值，即产生动作电位且达到最大幅度（全），其值不随刺激强度的增大而继续增大。

知识链接

生物电的临床应用

　　生物电现象是伴随细胞生命活动而出现的电变化。临床上广泛应用的心电图、脑电图、肌电图、胃肠电图、视网膜电图等，就是心脏、大脑皮层、骨骼肌、胃肠平滑肌、视网膜器官活动时通过特殊的仪器记录下来的生物电变化的图形。这些图形是许多结构和功能相互独立的细胞电变化的综合反映。生物电现象是各器官实现各自生理功能的基础。

　　一旦某器官的结构或功能发生改变，该器官的生物电活动也可能发生相应的变化。因此，检查某些器官的生物电变化，已经成为发现、诊断和估量疾病进程与治疗效果的一种重要手段。

第三节 肌细胞的收缩作用

人体的各种运动形式，主要靠肌肉的收缩活动完成。如肢体运动、呼吸运动等由骨骼肌收缩完成，胃肠运动由消化道平滑肌收缩完成，心脏的射血活动由心肌收缩完成等。不同肌肉的结构和功能虽各有不同，但其收缩的机制基本相似。本节就以骨骼肌为例，说明肌细胞的收缩机制。

一、骨骼肌的微细结构

骨骼肌由大量成束的肌纤维（肌细胞）组成，包裹肌纤维的细胞膜又称肌膜，细胞质称为肌质。肌质中含有大量的肌原纤维和丰富的肌管系统，这些结构排列有序，协同完成骨骼肌的收缩。

（一）肌原纤维和肌小节

每个肌纤维中含数百到数千条肌原纤维，这些肌原纤维平行排列，纵贯肌纤维的全长。肌原纤维又由许多肌丝组成，包括粗肌丝和细肌丝两种。在肌原纤维上较亮区域，称为明带；有粗肌丝的区域较暗，称为暗带。明带中央有一条暗线称为 Z 线，暗带的中央有一段相对透亮处，称为 H 带，H 带中央有一条暗线称为 M 线。在相邻两条 Z 线之间的一段肌原纤维称为肌小节，肌小节的长度在骨骼肌收缩和舒张过程中不断变化，是骨骼肌收缩和舒张的基本单位（图 2 – 11）。

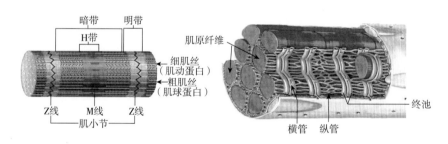

图 2 – 11　骨骼肌细胞的肌原纤维和肌管系统

（二）肌管系统

肌管系统由肌膜和肌质网组成。肌膜向肌细胞内部凹陷，走向与肌原纤维长轴相垂直，形成环绕肌原纤维相互贯通的管道，称横管（T 管）。肌原纤维周围还包绕着另一组肌管系统，它们与肌原纤维平行，称纵管（L 管），也称肌质网。纵管互相沟通，并在靠近横管处管腔膨大，形成终池。肌细胞安静状态下终池内含有大量 Ca^{2+}。每一横管和其两侧的终池共同构成三联管结构（图 2 – 11）。

（三）肌丝的组成

1. 粗肌丝　粗肌丝主要由肌球蛋白（肌凝蛋白）分子组成。每个肌球蛋白分为头部和杆状部。每个分子的杆状部都朝向 M 线平行排列，构成粗肌丝的主干；头部则由粗肌丝的主干向四周伸出，形成所谓的横桥（图 2-12）。横桥有两个重要的特性：①在一定条件下，横桥可与细肌丝中的肌动蛋白呈可逆性结合，拖动细肌丝向暗带中央滑行，然后复位；②具有 ATP 酶活性的作用，可分解 ATP 释放能量，为横桥向 M 线扭动提供能量。

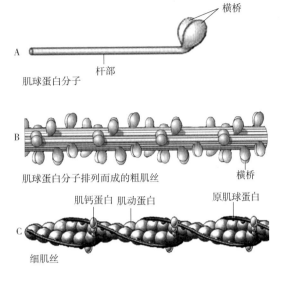

图 2-12　粗细肌丝分子结构示意图

2. 细肌丝　细肌丝由肌动蛋白（肌纤蛋白）、原肌球蛋白（原肌凝蛋白）和肌钙蛋白 3 种蛋白分子组成。①肌动蛋白构成细肌丝的主干（图 2-12）。②原肌球蛋白在肌肉安静时，正好位于肌动蛋白和横桥之间，掩盖肌动蛋白作用位点，阻止二者的结合，称为位阻效应。③肌钙蛋白呈球形，以一定间隔结合于原肌球蛋白上，当它与 Ca^{2+} 结合时，把信息传递给原肌球蛋白，使原肌球蛋白构象发生改变，从而解除它对肌动蛋白与横桥结合的位阻效应。

二、骨骼肌的收缩机制

（一）肌丝的滑行过程

研究发现，肌肉收缩时暗带的长度不变，只有明带的长度缩短，H 带也相应缩短。于是有人提出了肌肉收缩的"肌丝滑行学说"。

肌丝滑行的基本过程为：当肌细胞膜上的动作电位引起肌质中 Ca^{2+} 浓度升高时，Ca^{2+} 与细肌丝上的肌钙蛋白结合，引起肌钙蛋白分子构象的某些改变，这种改变又引发原肌球蛋白的构象发生变化，解除肌动蛋白上与横桥之间的阻碍，使横桥能够与肌动蛋白结合，横桥的 ATP 酶活性增加，分解 ATP，释放能量，横桥发生扭动，牵拉细肌丝向粗肌丝内滑行，肌小节缩短，出现肌肉收缩（图 2-13）。肌质中 Ca^{2+} 浓度下降时，Ca^{2+} 与肌钙蛋白分离，肌钙蛋白恢复安静时的构象，原肌球蛋白复位，产生位阻效应，横桥与肌动蛋白脱离，细肌丝滑出，肌小节恢复原长度，出现肌肉舒张。

从上述的肌丝滑行过程可知，触发和终止肌肉收缩的关键因素是 Ca^{2+}，而 Ca^{2+} 与肌钙蛋白是结合还是分离取决于肌质中 Ca^{2+} 浓度。

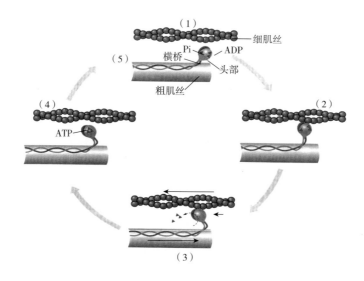

图 2-13　肌丝滑行原理示意图

（二）骨骼肌的兴奋-收缩耦联

将肌细胞的兴奋与肌肉收缩过程联系起来的中介过程称为兴奋-收缩耦联。目前认为，这一过程至少包括 3 个主要步骤：①动作电位沿横管系统传向肌细胞的深处；②三联管的信息传递；③终池对 Ca^{2+} 的释放和回收。

当肌细胞兴奋时，动作电位沿横管系统传导到三联管结构，使终池膜上 Ca^{2+} 通道开放，Ca^{2+} 就顺浓度差由终池向肌浆中扩散，导致肌质中的 Ca^{2+} 浓度明显升高。进入肌质中的 Ca^{2+} 与肌钙蛋白结合，引起肌丝滑行，肌小节缩短，肌肉收缩。肌肉舒张时，肌质网膜上的钙泵将肌质中的 Ca^{2+} 在逆浓度差的情况下运回终池加以贮存，使肌质中的 Ca^{2+} 浓度下降，同肌钙蛋白结合的 Ca^{2+} 则解离，于是肌肉舒张（图 2-14）。可见，在兴奋-收缩耦联过程中，起关键作用的部位是三联管，起关键作用的耦联因子是 Ca^{2+}。

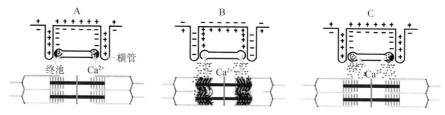

图 2-14　Ca^{2+} 在骨骼肌兴奋-收缩耦联中的作用示意图

A：Ca^{2+} 释放前；B：释放后收缩；C：回收后舒张

三、骨骼肌的收缩形式

骨骼肌兴奋后所引起的收缩，可因不同情况而表现出不同形式。

（一）等长收缩与等张收缩

当肌肉接受刺激发生收缩时，只有张力的增加而没有长度的缩短称为等长收缩。等长收缩的主要作用是维持人体的姿势。如果肌肉收缩时只有长度的缩短而没有张力的变化，称为等张收缩。等张收缩主要的作用是移动物体。人体内骨骼肌的收缩大多数情况下是混合式的。如移动重物时，肌肉先进行等长收缩，当肌张力增加到能搬动物体时，肌长度开始缩短，但张力不再增加，即进行等张收缩。

（二）单收缩与强直收缩

整块肌肉或单个肌细胞接受一次短促的刺激后，产生一次动作电位，完成一次机械性收缩，称为单收缩。单收缩反映了肌肉收缩的最基本特征。

如果给予肌肉一连串的刺激，肌肉收缩形式会随刺激频率发生改变。如果每次刺激的时间间隔不短于单收缩所需要的时间，肌肉即出现一连串的单收缩。若增加刺激的频率，使每次刺激的间隔短于单收缩所持续的时间，肌肉的收缩将出现融合现象，即肌肉不能完全舒张（图2-15），称为强直收缩。强直收缩有两种形式：一种是刺激频率增加，肌肉未完全舒张就产生第二次收缩，肌肉收缩出现部分融合，称为不完全强直收缩，收缩曲线呈锯齿状；另一种是继续增加刺激频率，使肌肉在前一次收缩后还未舒张就开始第二次收缩，肌肉收缩反应出现完全融合，称为完全强直收缩，收缩曲线为一条平整光滑的曲线。据测定，完全强直收缩时，肌肉收缩产生的最大张力可达单收缩的3~4倍。人体进行各种运动时，肌肉收缩几乎都属于完全强直收缩，只不过强直收缩的持续时间可长可短，受神经传来的冲动所控制。

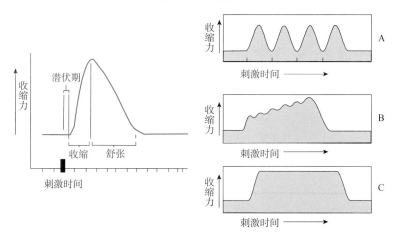

图2-15　骨骼肌单收缩、不完全强直收缩和完全强直收缩曲线图

A：单收缩；B：不完全强直收缩；C：完全强直收缩

复习思考题

一、名词解释

钠 – 钾泵 静息电位 阈电位 "全或无"现象 等长收缩 兴奋 – 收缩耦联

二、简答题

1. 静息电位与动作电位的主要区别是什么？

2. 用肌丝滑行学说简述肌肉收缩和舒张的基本过程。

第三章 血 液

 知识要点

1. 说出血液的组成与血量；描述血浆渗透压的形成、作用及生理意义。
2. 描述红细胞、白细胞、血小板的生理功能及正常参考值。
3. 阐述血液凝固的概念、基本步骤及内源性凝血与外源性凝血过程的异同点。
4. 阐述 ABO 血型系统和 Rh 血型系统的分型依据、血型与输血的关系。

血液是存在于心血管系统内的一种红色、不透明、有一定黏滞性的液体组织。正常情况下血液在心血管中不断循环流动，执行着运输、防御和调节等重要功能。

第一节 血液的组成和理化特性

一、血液的组成与血量

（一）血液的组成

血液由血浆和血细胞组成。血细胞悬浮于血浆中，有红细胞、白细胞和血小板 3 类。将新抽的血液加入抗凝剂（如柠檬酸）离心沉淀后，血液分上下两层，上层的淡黄色透明液体为血浆，下层红色不透明的为血细胞。血细胞层绝大部分是红细胞，紧贴红细胞的平面上灰白色的为白细胞和血小板。血细胞在血液中所占的容积百分比，称为血细胞比容（图 3 - 1）。正常成年男性为 40% ~ 50%，女性为 37% ~ 48%，新生儿为 48%。当红细胞数量或血浆容量发生改变时，血细胞比容也随着发生改变。例如，某些贫血患者的血细胞比容会减小，严重脱水患者的血细胞比容可增大。

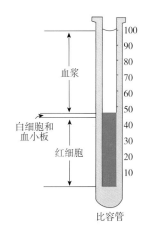

图 3 - 1 血细胞比容示意图

（二）血量

人体内血液的总量称为血量，是血浆量和血细胞量的总和。正常成年人的血液总量相当于体重的7%～8%，即每千克体重有70～80ml血液。血液总量的绝大部分在心血管内迅速循环流动，这部分血液量称循环血量；还有一小部分血液滞留于肝、肺和皮下静脉丛等处，流动较缓慢，这部分血液量称为贮存血量。当剧烈运动、情绪激动或大失血时，贮血库的血液释放出来补充循环血量，以维持机体的需要。

二、血液的理化性质

1. **颜色**　血液呈红色，这是红细胞内含有血红蛋白的缘故。动脉血中的血红蛋白含氧丰富，呈鲜红色；静脉血中的血红蛋白含氧较少，呈暗红色。血浆中因含有微量的胆色素，故呈淡黄色。

2. **比重**　正常人全血比重为1.050～1.060，其大小主要取决于红细胞数量及血浆蛋白含量。红细胞数量越多，全血比重越大。血浆比重为1.025～1.030，血浆蛋白含量越高，血浆比重越大。

3. **黏滞性**　血液的黏滞性为水的4～5倍，黏滞性来源于血液内部的分子或颗粒之间的摩擦力。血液因含有大量血细胞和一定浓度的血浆蛋白质，故黏滞性较大。

4. **酸碱度**　血液呈弱碱性，正常人血浆的pH值为7.35～7.45。这对维持机体的正常代谢和功能活动是十分重要的。当血浆pH<7.35时称为酸中毒；pH>7.45时称为碱中毒；血浆pH<6.9或pH>7.8将危及生命。

5. **渗透压**　人体内血浆渗透压约为300mOsm/L（相当于5800mmHg或773kPa），渗透压的大小与单位体积溶液中溶质颗粒数目的多少成正比。

三、血液的主要功能

1. **运输功能**　血液将摄取的氧和吸收的营养物质运送到各器官、组织和细胞，将内分泌腺分泌的激素运输到相应的靶细胞；另一方面，又将细胞代谢产生的二氧化碳和代谢终产物运送到肺和肾排出体外。经血液运输的物质还有水、无机盐、酶以及免疫分子等。

2. **保持内环境稳态**　血液中含有多种缓冲物质，可缓冲进入血液中的酸性或碱性物质，使血液pH值维持在一个相对平衡的水平，参与机体酸碱平衡的调节。此外，血液中的水比热较高，可以吸收大量的热量，有利于维持体温的相对恒定。

3. **防御和保护**　血液参与机体抵抗细菌、病毒等微生物引起的感染，参与各种免疫反应和生理性止血等生理活动。例如，中性粒细胞和单核细胞可吞噬病原微生物，淋巴细胞具有执行特异性免疫的功能。此外，凝血因子和血小板参与凝血和生理性止血过程，可防止机体失血，因而也具有保护功能。

第二节 血 浆

血浆为血细胞的细胞外液，是机体内环境的重要组成部分，在沟通机体内、外环境中占有重要的地位（图3-2）。血浆的成分可受机体的代谢活动和外界环境的影响而发生相应变动。但在正常情况下，机体通过各种调节作用使血浆的成分保持相对恒定。

一、血浆的成分和生理功能

水在血浆中占91%～92%，溶质占8%～9%。血浆中营养物质、代谢产物等大多是溶解于水而进行运输的。

（一）血浆蛋白

血浆蛋白是血浆中多种蛋白质的总称，可分为白蛋白、球蛋白和纤维蛋白原3类。正常成人的血浆蛋白总量为60～80g/L，其中白蛋白为40～50g/L，球蛋白为20～30g/L，纤维蛋白原为2～4g/L，白蛋白与球蛋白的比值为（1.5～2.5）∶1。血浆蛋白在形成血浆胶体渗透压、调节血管内外的水分分布、转运某些物质、参与机体的免疫作用、促使血液凝固和纤维蛋白溶解及保证机体营养等方面，具有重要作用。

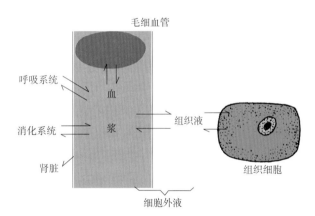

图3-2 血浆与内、外环境沟通示意图

（二）无机盐

无机盐约占血浆总量的0.9%，绝大部分呈离子状态。血浆中的正离子以 Na^+ 为主，还有少量 K^+、Ca^{2+}、Mg^{2+} 等；负离子主要是 Cl^-，此外还有 HCO_3^-、HPO_4^{2-}、SO_4^{2-} 等。血浆中的这些离子对形成血浆晶体渗透压、维持酸碱平衡和神经肌肉的兴奋性等，都有重要作用。

（三）非蛋白含氮化合物

血浆中非蛋白含氮化合物有氨基酸、尿素、尿酸、肌酸、肌酐等，临床上把这些非蛋白含氮化合物所含的氮总称为非蛋白氮（NPN）。正常值为14～25mmol/L，NPN是蛋白质和核酸的代谢产物，它们不断经肾排出。因此测定血中NPN，有助于了解体内蛋白质代谢状况和肾的排泄功能。

（四）其他

血浆中不含氮的有机物有葡萄糖、脂类、酮体、乳酸、维生素和激素等。此外，还有酶和 O_2、CO_2 等气体分子。

二、血浆的渗透压

（一）渗透压的概念和分类

1. 渗透　是指被半透膜隔开的两种不同浓度的溶液，水分子从低浓度溶液通过半透膜向高浓度中扩散的现象。渗透现象发生的动力是溶液所固有的渗透压。

2. 渗透压　是指溶液中的溶质颗粒透过半透膜吸引水分子的力量。渗透压是溶液的一种基本特性，其大小与溶液中所含溶质的颗粒数目成正比，而与溶质的种类和颗粒大小无关。血浆渗透压分为晶体渗透压和胶体渗透压。

（二）血浆渗透压的形成及数值

血浆渗透压由两部分溶质形成：一部分是血浆中的 NaCl、葡萄糖、尿素等小分子晶体物质形成的血浆晶体渗透压，另一部分是血浆蛋白（尤其是白蛋白）等胶体物质形成的血浆胶体渗透压。由于晶体物质的颗粒数目极多，因而晶体渗透压占血浆渗透压的绝大部分，而胶体渗透压所占比例则很小，仅为 1.5mOsm/L（相当于 25mmHg 或 3.33kPa）。

（三）血浆渗透压的生理功能

1. 血浆晶体渗透压的功能　正常时细胞内外渗透压基本相等，细胞膜允许水分子通过而不允许蛋白质通过，对某些无机离子如 Na^+、Ca^{2+} 等大多严格控制，不易通过。这就造成细胞膜两侧溶液的渗透压梯度，从而导致渗透现象的产生。由于晶体比胶体的颗粒数目多，形成的渗透压高，因此血浆晶体渗透压对维持细胞内外水分的正常交换和分布、保持红细胞的正常形态有重要作用。

临床上常用的 0.9% NaCl 溶液和 5% 葡萄糖溶液的渗透压与血浆渗透压相近，称为等渗溶液；低于血浆渗透压的溶液称为低渗溶液；高于血浆渗透压的溶液称为高渗溶液。若将红细胞置于低渗溶液中，红细胞内渗透压相对较高，水分吸入红细胞内，引起红细胞膨胀，甚至破裂，血红蛋白逸出，称为溶血。将红细胞置于高渗溶液中，高渗溶液吸水力相对较强，将红细胞内的水分吸出，引起红细胞脱水、皱缩。溶血和皱缩的红细胞都难以发挥正常功能（图 3-3）。

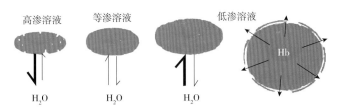

图 3-3　晶体渗透压对红细胞的作用示意图

2. **血浆胶体渗透压的功能**　血浆晶体物质可以自由通过毛细血管壁，血浆和组织液的晶体渗透压基本相等。因为血浆蛋白不易通过毛细血管壁，正常情况下，血浆蛋白浓度高于组织液中蛋白质的浓度，故血浆胶体渗透压可以吸引组织液中的水分进入毛细血管，从而维持血浆容量的相对稳定（图 3-4）。

如肝、肾等疾病患者引起机体血浆蛋白（主要是白蛋白）浓度降低，可因血浆胶体渗透压降低而使液体滞留于血管外，导致组织水肿和血浆容量降低。因此，血浆胶体渗透压对调节毛细血管内外水分的交换、维持正常血浆容量有重要的作用。

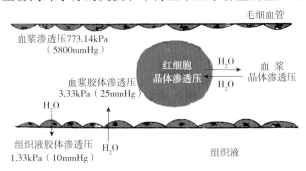

图 3-4　血浆晶体渗透压和血浆胶体渗透压作用示意图

第三节　血细胞

一、红细胞

（一）红细胞的形态、正常值和功能

血细胞中数量最多的是红细胞（RBC），正常成熟的红细胞无核，呈双凹圆盘形。我国正常成年男性的红细胞数量为 $(4.5 \sim 5.5) \times 10^{12}/L$，女性为 $(3.8 \sim 4.6) \times 10^{12}/L$，新生儿可达 $6.0 \times 10^{12}/L$。红细胞内的主要成分是血红蛋白（Hb），我国正常成年男性为 $120 \sim 160g/L$，女性为 $110 \sim 150g/L$，新生儿可达 $200g/L$。凡血液中红细胞数量或血红蛋白浓度低于正常，即红细胞少于 $3.0 \times 10^{12}/L$ 或血红蛋白低于 $100g/L$，称为贫血。

红细胞的主要功能是运输氧和二氧化碳，并可缓冲血液中的酸碱度，这两种功能都是由红细胞内的血红蛋白来实现的。如果红细胞破裂溶血，血红蛋白被释放入血浆，将丧失正常功能。

知识链接

煤气中毒

一氧化碳是含碳物质燃烧不完全产生的窒息性气体。一氧化碳中毒（俗称煤气中毒）是指吸入高浓度一氧化碳所致急性脑缺氧性疾病。红细胞内的主要成分是血红蛋白（Hb），血红蛋白中的亚铁离子可与一氧化碳结合，形成一氧化碳血红蛋白，此结合能力远远高于氧的结合能力，一旦结合就失去了与氧结合的能力，从而造成组织缺氧，这就是煤气中毒的原因。由此产生一系列缺氧的症状和脑缺氧后遗症，如剧烈头痛、恶心、呕吐，严重患者昏迷，重症患者出现以痴呆、肌肉张力增高和震颤为主要表现的一氧化碳中毒迟发脑病。

（二）红细胞的生理特性

1. 红细胞的渗透脆性 红细胞在低渗溶液中发生膨胀、破裂的特性，简称脆性。其大小可用红细胞对低渗溶液的抵抗力来表示，称为红细胞渗透脆性。将红细胞置于一系列渗透压不同的低渗溶液中，观察红细胞对低渗溶液抵抗力的大小，称为脆性试验。正常情况下，红细胞在 $0.6\% \sim 0.8\%$ NaCl 溶液中，水分渗入使红细胞膨胀，但并不破裂；在 0.42% NaCl 溶液中，部分红细胞开始破裂溶血；而在 0.35% 时，则全部红细胞破裂溶血。这一现象说明红细胞膜对低渗盐溶液具有一定的抵抗力，这种抵抗力的大小用渗透脆性来表示。渗透脆性越大，表示红细胞对低渗溶液的抵抗力越小，越容易发生破裂溶血。一般新生儿红细胞渗透脆性小，衰老的红细胞脆性大。某些疾病可影响红细胞渗透脆性。因此，测定红细胞渗透脆性有助于诊断某些血液病。

2. 红细胞的悬浮稳定性 红细胞在血浆中保持悬浮状态而不易下沉的特性称为红细胞悬浮稳定性。临床上将加入抗凝剂的全血置于血沉管中垂直静置观察，以第 1 小时末红细胞下沉的距离来表示红细胞的沉降速度，称为红细胞的沉降率（简称血沉，ESR）。用魏氏法测定，正常成年男性为 $0 \sim 15$mm/h，女性为 $0 \sim 20$mm/h。血沉快表示悬浮稳定性小，反之则表示悬浮稳定性大。例如，在月经期、妊娠或某些疾病（风湿热和活动性肺结核等）时血沉加快，故血沉测定可作为临床诊断的依据。

红细胞沉降率与红细胞发生叠连有关，决定红细胞叠连的因素主要存于血浆中，通常血浆中纤维蛋白原、球蛋白及胆固醇含量升高时，可加速红细胞叠连和沉降；血浆中白蛋白、卵磷脂含量升高时则可抑制叠连发生，使沉降率降低。

（三）红细胞的生成和破坏

1. 红细胞的生成

（1）生成的部位 胚胎期红细胞生成主要在肝、脾和骨髓；婴儿出生后，主要在红骨髓造血。红细胞的发育和成熟是一个连续而又分阶段的过程（图 3 - 5）。因此，正常的红骨髓造血功能是红细胞生成的前提。当骨髓受到某些药物（抗癌药、氯霉素）、放射线等理化因素的抑制时，血细胞的生成和血红蛋白均减少，因此而引起的贫血称为再生障碍性贫血。

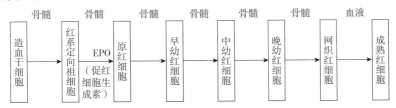

图3-5 红细胞生成过程示意图

（2）生成的原料 铁（Fe^{2+}）和蛋白质是合成血红蛋白的主要原料，人体每天用于合成血红蛋白的铁为20~30mg，其中95%来自衰老红细胞分解释放出来的铁，称为内源性铁；其余5%来自食物，称为外源性铁。铁摄入不足、吸收利用障碍或慢性失血性疾病、儿童生长发育期、孕妇或哺乳期妇女，以及胃酸缺乏的患者易患缺铁性贫血（小细胞低色素性贫血）。

（3）成熟因子 红细胞在发育成熟过程中，需要叶酸和维生素B_{12}的参与。叶酸是合成DNA所需的重要辅酶，维生素B_{12}可促进叶酸活化与利用。叶酸或维生素B_{12}缺乏时，可导致DNA合成减少，幼红细胞分裂增殖减慢，不能成为成熟的红细胞，导致外周血中红细胞数量减少，但红细胞体积大于正常，引起大细胞性贫血（巨幼红细胞性贫血）。食物中的维生素B_{12}与胃黏膜壁细胞分泌的内因子结合成复合物，在回肠吸收。当内因子缺乏时，如内因子缺乏症、胃大部切除或发生萎缩性胃炎，亦可引起巨幼红细胞性贫血。

（4）红细胞生成的调节 红细胞生成主要受促红细胞生成素（EPO）和雄激素的调节。

①促红细胞生成素 促红细胞生成素主要由肾脏产生，其主要作用是促进晚期红系祖细胞的增殖和分化，同时促进血红蛋白合成和成熟红细胞的释放。组织缺氧是刺激促红细胞生成素合成、释放增多的主要原因。贫血时血中血红蛋白减少，红细胞携氧能力降低，导致组织缺氧。缺氧可促进肾脏合成和分泌促红细胞生成素，通过刺激红细胞的生成，改善组织缺氧。晚期肾脏疾患或肾脏切除患者，由于促红细胞生成素生成减少，可引起肾性贫血。

②雄激素 雄激素可直接刺激骨髓造血，使红细胞生成增多；也能作用于肾脏，使其分泌促红细胞生成素，也使红细胞生成增多。这是青春期后男性红细胞数量多于女性的主要原因。

2. 红细胞的破坏 正常人红细胞的平均寿命约为120天，衰老红细胞的变形能力弱、脆性大，难以通过微小的孔隙，易发生破裂，从而滞留在脾、肝等处被巨噬细胞吞噬，以这种形式破坏的衰老红细胞约占90%。因此，脾、肝是红细胞破坏的主要场所。

二、白细胞

（一）白细胞的分类及正常值

在血细胞中，白细胞（WBC）数量最少。白细胞为无色有核的球形细胞，正常成年人的白细胞总数为（4.0～10.0）×10^9/L，其中中性粒细胞占 0.5～0.7、嗜酸性粒细胞占 0～0.07、嗜碱性粒细胞占 0～0.01、淋巴细胞占 0.2～0.4、单核细胞占 0.03～0.08。正常人血液中的白细胞数目可因年龄和机体处于不同功能状态而有变化：①初生儿白细胞数较高，出生后 3 个月内快速降低，至青春期与成人基本相同；②有昼夜波动，一日内，早晨较午后低；③进食、疼痛、剧烈运动、情绪激动、分娩等情况下可升高。

（二）各类白细胞的生理功能

1. 中性粒细胞　中性粒细胞具有很强的吞噬能力和变形能力，能吞噬衰老的红细胞、坏死的组织碎片、进入体内的病原微生物及其他异物，是急性化脓性细菌感染的第一道防线。当炎症发生时，它们被吸引到炎症部位，进行吞噬活动。由于中性粒细胞内含有大量溶酶体酶，因此能将吞噬的细菌和组织碎片分解。当血液中的中性粒细胞减少时，可使机体抵抗力降低，发生感染的危险性增大。而当体内有细菌感染时，血液中的中性粒细胞增多。

2. 单核细胞　由骨髓进入血液的单核细胞属于未成熟细胞，它们在血液中停留 2～3 天后渗入组织，进一步发育成为巨噬细胞。其吞噬能力明显增强，吞噬体内衰老和损伤的红细胞、血小板及细菌，尤其是吞噬细菌的数量可达中性粒细胞的 5 倍；并杀灭外来病原微生物，如病毒、疟原虫、真菌和结核分枝杆菌；参与激活淋巴细胞的特异性免疫功能及识别杀伤肿瘤细胞。

3. 嗜碱性粒细胞　嗜碱性粒细胞无吞噬能力，但能合成并释放肝素、组胺、过敏性慢反应物质等生物活性物质。肝素具有抗凝血作用，使血管保持通畅。组胺和过敏性慢反应物质使毛细血管通透性增加，可引起局部充血水肿；也能收缩支气管平滑肌，引起荨麻疹、哮喘等过敏症状。

4. 嗜酸性粒细胞　嗜酸性粒细胞的吞噬能力较弱，其主要功能是抑制嗜碱性粒细胞合成和释放生物活性物质。当嗜碱性粒细胞被激活时释放趋化因子，使嗜酸性粒细胞聚集于它们周围，吞噬破坏释放的生物活性物质，从而限制嗜碱性粒细胞在速发型过敏反应中的作用。嗜酸性粒细胞还可通过免疫反应黏着于蠕虫，释放所含的酶而损伤虫体。因此，机体发生速发型过敏反应或蠕虫感染时常伴有嗜酸性粒细胞增多。

5. 淋巴细胞　淋巴细胞是免疫细胞中的一大类，参与机体的特异性免疫作用。血液中的淋巴细胞分为 T 淋巴细胞和 B 淋巴细胞两类。前者参与细胞免疫，后者参与体液免疫。

三、血小板

（一）血小板的形态和正常值

血小板是巨核细胞脱落的细胞质碎片形成的，血小板体积小，无细胞核，呈双面微凹的圆盘形，平均寿命为 7~14 天。正常成年人血液中血小板数量为（100~300）×10⁹/L。当血小板数量超过 1000×10⁹/L 时称为血小板过多，易发生血栓；而低于 50×10⁹/L 时则称为血小板减少，可产生出血倾向。

（二）血小板的生理特性

1. 黏附　血小板黏着于非血小板表面称黏附。当血管内皮细胞受损时，内皮下胶原纤维暴露，从而使血小板黏附于胶原纤维上。这是血小板开始发挥作用的第一步。

2. 聚集　聚集是血小板与血小板之间相互粘连在一起的现象。它主要由受损组织细胞和血小板释放的物质所引起。

3. 释放　血小板受刺激后可将储存的物质排出的现象称为血小板释放。释放的主要物质有 ADP、ATP、5-羟色胺、儿茶酚胺等。这些被释放的物质可进一步促进血小板的活化和聚集，加速止血过程。

4. 收缩　血小板内存在类似肌肉的收缩蛋白系统，因而可发生血小板收缩。当血小板收缩时，可使血凝块回缩而形成坚固的止血栓，堵住出血口。故血小板数量减少或功能异常时，可使血块回缩不良。

5. 吸附　血小板表面能吸附多种凝血因子（如凝血因子Ⅰ、凝血因子Ⅴ、凝血因子Ⅸ、凝血因子ⅩⅢ等），这一作用称为血小板吸附。血管内皮破损时，血小板在破损局部黏附和聚集，因而能吸附大量凝血因子，使局部凝血因子的浓度明显升高，有利于血液凝固和生理性止血。

（三）血小板的生理功能

1. 参与生理性止血及凝血　生理性止血是指小血管破裂出血时，血液从小血管内流出，数分钟后出血自然停止的现象。用针刺破耳垂或指尖，自出血开始到出血自然停止的这段时间称为出血时间，正常人的出血时间为 1~3 分钟。生理性止血首先是小血管受伤后局部发生收缩，以缩小或封闭血管伤口，减缓血流，产生暂时性止血；接着使血小板黏附、聚集于血管破损处，形成血小板血栓堵塞伤口，实现初步止血；最后是血浆中的凝血系统被激活，在创口处迅速形成凝血块，加固血小板血栓，有效地制止了出血。血小板减少或血小板功能有缺陷时，可引起止血障碍。

2. 维持血管内皮的完整性　血小板能随时填补血管壁上由于内皮细胞脱落而留下的空隙，并能融合于血管内皮细胞，对血管内皮的修复、保持血管壁的完整性及正常通透性具有重要作用。因此，当血小板数量减少到 50×10⁹/L 以下时，毛细血管的脆性增加，容易受损出血，使皮肤和黏膜出现淤点或紫癜，称为血小板减少性紫癜。

第四节 血液凝固和纤维蛋白溶解

一、血液凝固

血液由流动的液体状态变成不能流动的凝胶状态的过程称为血液凝固，简称凝血。它是一系列复杂的酶促反应过程，其实质是最终将血浆中可溶性的纤维蛋白原转化成不溶性的纤维蛋白，纤维蛋白交织成网，把血细胞及血液中的其他成分网罗在内形成血凝块。血液凝固后，血凝块逐渐回缩，析出的淡黄色液体，称为血清。血清与血浆的主要区别在于血清中不含血液凝固过程中被消耗的纤维蛋白原和其他一些凝血因子。

（一）凝血因子

血浆与组织中直接参与血液凝固的物质，统称为凝血因子，其中已按国际命名法用罗马数字编号的有 12 种（表 3 –1）。此外，还有前激肽释放酶及血小板磷脂（PF_3）等参与凝血过程。

表 3 –1　按国际命名法编号的凝血因子

编　号	同义名	编　号	同义名
I	纤维蛋白原	VIII	抗血友病因子
II	凝血酶原	IX	血浆凝血活酶
III	组织因子	X	斯图亚特因子
IV	Ca^{2+}	XI	血浆凝血活酶前质
V	前加速素	XII	接触因子
VII	前转变素	XIII	纤维蛋白稳定因子

上述凝血因子中，除因子 IV 是 Ca^{2+} 外，其余均为蛋白质。其中大部分是以酶原形式存在，激活后才具有活性，活性形式以右下角加"a"表示。此外，除 III 分布于组织外，其余都存在于血浆中，且多数由肝脏合成。II、VII、IX、X 的合成需维生素 K 的参与。因此，肝功能损害或维生素 K 缺乏均可引起多种凝血因子缺乏，导致凝血功能障碍。

（二）血液凝固的过程

血液凝固是一系列凝血因子按一定顺序相继激活而最终生成纤维蛋白的过程，大致分为 3 个阶段（图 3 –6）：①凝血酶原激活物的形成；②凝血酶的形成；③纤维蛋白的生成。

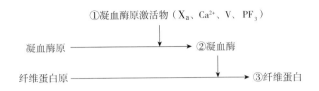

图 3-6　凝血过程的 3 个阶段

1. 凝血酶原激活物的形成　凝血酶原激活物是由因子 X_a 和因子 V 、Ca^{2+}、PF_3 共同形成的复合物。根据因子 X 的激活过程和参与的凝血因子不同，可分为内源性和外源性凝血两条途径。

（1）内源性凝血途径　参与凝血的因子全部来自于血液，由因子 XII 启动，至激活因子 X 的过程。通常因血管内皮受损后，血浆中的因子 XII 与带负电的胶原纤维表面接触而被激活，生成因子 XII_a。此外，因子 XII_a 还可激活前激肽释放酶使之成为激肽释放酶，后者又反过来激活 XII，形成正反馈，使因子 XII_a 大量生成。因子 XII_a 激活因子 XI 后，在 Ca^{2+} 存在下激活 IX 为 IX_a。因子 IX_a 和因子 VIII 通过 Ca^{2+} 的连接与活化的血小板磷脂表面结合而形成内源性凝血途径的复合物，进一步激活 X。在 VIII 参与下可使因子 IX_a 对因子 X 的激活反应加速 20 万倍。因此，当因子 VIII 缺乏时，血液凝固非常缓慢，微小的创伤也会出血不止，临床上称为血友病。

（2）外源性凝血途径　是血管外组织释放的因子 III 与血液接触而启动的凝血过程。当组织损伤、血管破裂时，组织释放的因子 III 进入血液与因子 VII、Ca^{2+} 结合，形成复合物共同激活因子 X 为 X_a。

2. 凝血酶的形成　由内源性和外源性凝血途径所产生的凝血酶原激活物，可迅速将血浆中的凝血酶原（II）激活成具有活性的凝血酶（II_a）。

3. 纤维蛋白的形成　凝血酶（II_a）可迅速催化纤维蛋白原（I）形成纤维蛋白单体。同时，凝血酶还激活因子 XIII，在 Ca^{2+} 作用下，因子 XIII_a 使纤维蛋白单体相互聚合，形成牢固的不溶于水的纤维蛋白多聚体，既纤维蛋白。纤维蛋白交织成网，将血细胞网罗其中而形成血凝块，血液凝固的过程全部完成。

凝血过程是许多凝血因子相继激活的一系列酶促连锁反应（图 3-7），一旦启动，其反应势如"瀑布"，越来越快，直到完成。

（三）体内抗凝系统

正常情况下，血管内皮完整光滑，因子 XII 不易被激活，因子 III 也不易进入血管内，血液又在血管内周而复始地流动，故血液并不发生凝固。如有损伤发生时，凝血仅限于受损血管，这说明血液中存在很强的抗凝物质，主要是抗凝血酶 III 和肝素。

抗凝血酶 III 主要由肝细胞和血管内皮细胞合成，当抗凝血酶 III 与凝血酶结合后使其失活；此外，抗凝血酶 III 还可与 XII_a、IX_a、XI_a、X_a 结合，使其失活，从而产生抗凝作用。肝素主要由嗜碱性粒细胞和肥大细胞产生，当肝素与抗凝血酶 III 结合后，可使后者的抗凝作用增强 100 倍，从而显著加强抗凝血酶 III 的抗凝作用。肝素在一定条件下对血小板的黏附、聚集和释放也具有抑制作用。

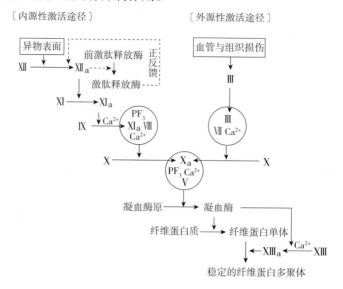

图 3-7　凝血过程示意图

（四）体外血液凝固的加速与抗凝

临床上常常采取各种措施来加速或延缓血液凝固。例如，在一定范围内升高血温加速酶促反应，使血液凝固加速，以利于止血。常在术前注射维生素 K，目的在于促进肝合成因子Ⅱ、Ⅶ、Ⅸ、Ⅹ，以加速血液凝固。外科手术中常用温热盐水纱布或吸收性明胶海绵按压伤口止血，是因血小板与粗糙面接触激活因子Ⅻ及血小板解体释放血小板第3因子。另一方面在血液检查中，需要不凝固的血液，则在抽出体外的血液中加入适量的草酸盐或枸橼酸钠等作为体外抗凝剂，因为它们可与 Ca^{2+} 结合而去除血浆中的 Ca^{2+}，达到抗凝目的。

二、纤维蛋白溶解

纤维蛋白溶解是指纤维蛋白被分解液化的过程，简称纤溶。纤溶可分为纤溶酶原的激活与纤维蛋白的降解两个阶段（图 3-8）。

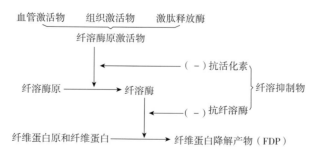

图 3-8　纤维蛋白溶解系统示意图

（一）纤维蛋白溶解过程

1. **纤溶酶原的激活**　能使纤溶酶原激活的物质统称为纤溶酶原激活物。正常情况下，血浆中的纤溶酶原无活性，只有在纤溶酶原激活物的作用下，使纤溶酶原转变为纤溶酶才能发挥作用。纤溶酶原激活物可分为三大类：①血管激活物，是血管内皮细胞释放的激活物。②组织激活物，是组织损伤后释放的，以子宫、卵巢、肺、前列腺、肾上腺及甲状腺中含量较高。因此，这些部位手术后伤口易渗血。③激肽释放酶，是依赖于因子XII$_a$激活的。

2. **纤维蛋白和纤维蛋白原溶解**　纤溶酶是活性很强的蛋白酶，其作用是使纤维蛋白、纤维蛋白原水解成多种可溶性的小肽，总称为纤维蛋白降解产物。纤维蛋白降解产物不再发生凝固，其中一部分还具有抗凝血作用。所以，纤维蛋白溶解的意义在于使血液保持液体状态，限制血液凝固，保持血管畅通，防止血栓形成。

（二）纤溶抑制物

血浆中能抑制纤维蛋白溶解的物质称为纤溶抑制物，主要有两类：一类是抗活化素，能够抑制纤溶酶原的激活；另一类是抗纤溶酶，它可与纤溶酶结合成复合物并使其失活。

凝血与纤溶是两个既对立又统一的功能系统，两者保持着动态平衡，使人体在出血时既能有效止血，又可防止血块堵塞血管，从而维持血液的正常流动，避免出现凝血作用大于纤溶而形成血栓，或纤溶系统过强引起止血功能障碍而导致出血。

第五节　血型与输血

输血是抢救急性大失血和治疗某些疾病的有效措施，但不是任何人之间都可以相互输血的。通常所说的血型是指红细胞膜上特异性抗原的类型，即红细胞血型。目前已发现的血型系统有 25 个，其中临床意义最大的是 ABO 血型系统，其次是 Rh 血型系统。

一、ABO 血型系统

（一）ABO 血型系统的分型

ABO 血型系统根据红细胞膜上 A 凝集原和 B 凝集原的有无和种类分为 4 型。凡红细胞膜上只含 A 凝集原者为 A 型；只含 B 凝集原者为 B 型；含有 A 和 B 两种凝集原者为 AB 型；无 A 和 B 凝集原者为 O 型。ABO 血型系统的抗体（凝集素）存在于血浆中，属天然抗体，有抗 A 凝集素和抗 B 凝集素两种（表 3-2）。

表 3 - 2　ABO 血型系统的分型

血型	红细胞膜上的凝集原（抗原）	血清中的凝集素（抗体）
A 型	A	抗 B
B 型	B	抗 A
AB 型	A 和 B	无
O 型	无	抗 A 和抗 B

（二）ABO 血型系统与相互输血关系

在输血过程中，当红细胞膜上的凝集原与相对应的凝集素相遇时，会发生抗原 - 抗体免疫反应，红细胞被抗体凝集成一簇簇不规则细胞团的现象称为凝集反应。此时红细胞聚集成团破裂溶血，大量血红蛋白逸出，可出现血红蛋白尿。

A 凝集原 + A 凝集素→红细胞凝集→溶血

B 凝集原 + B 凝集素→红细胞凝集→溶血

根据凝集反应是否发生，可以用已知的标准 A 凝集素与 B 凝集素检测未知的血型抗原，在输血前进行血型鉴定，以保证供血者与受血者的血型相符（图 3 - 9）。

（三）输血原则与交叉配血试验

1. 输血原则　输血是一种重要的治疗措施，原则就是同型血可互输，因异型输血时，供血者的红细胞不能被受血者血清所凝集，所以必须首选同型输血。根据这一原则，O 型血红细胞不含有任何一种凝集原，因此可以输给其他 3 种血型的人，而 AB 型血清中不含任何一种凝集素，可以接受其他 3 种血型输血。由于 ABO 血型系统中还存在着少见的亚型，以及 Rh 血型系统，因此，即便同型输血，在输血前也要进行交叉配血试验（图 3 - 10）。

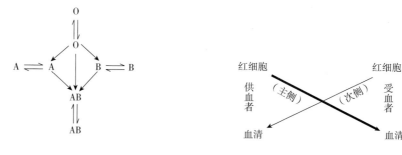

图 3 - 9　ABO 血型系统与相互输血关系　　图 3 - 10　交叉配血试验示意图

2. 交叉配血试验　该试验分为主侧与次侧：主侧试验，即把供血者的红细胞与受血者的血清进行混合；次侧试验，即把受血者的红细胞与供血者的血清混合；配血结果有以下 4 种：

（1）主侧和次侧均无凝集反应，为配血相合，可以输血，只有输同型血才会配血相合。

（2）主侧和次侧均有凝集反应，为配血完全不合，绝对不能输血。

（3）主侧有凝集反应，次侧无凝集反应，为配血不合，绝对不能输血。

（4）主侧无凝集反应，次侧有凝集反应，为配血基本相合，见于异型输血，只能在紧急情况下进行少量输血（一次不超过 300ml），输血速度不宜过快，并应密切注意观察。

二、Rh 血型系统

（一）Rh 血型系统的分型与特点

Rh 血型系统是继 ABO 血型系统之后被发现的又一个红细胞血型系统。该血型系统红细胞膜上有 C、c、D、E、e 5 种抗原，其中以 D 抗原的抗原性最强。凡红细胞膜上含有 D 抗原者称为 Rh 阳性，无 D 抗原者称为 Rh 阴性。该血型系统的特点是血清中不存在天然抗体，但 Rh 阴性者经 D 抗原刺激后可产生抗 D 抗体，以 IgG 为主。

（二）Rh 血型系统的临床意义

据调查，我国汉族和大部分少数民族中 Rh 血型阳性者占 99%、阴性者占 1%，因此在一般临床工作中意义不大。但在有的少数民族中 Rh 阴性者较多，如塔塔尔族占 15.8%、苗族占 12.3%、布依族和乌孜别克族均为 8.7%。因此，Rh 阴性率较高的民族地区，临床工作者必须对此加以注意。

1. 输血反应 Rh 阴性者第 1 次接受 Rh 阳性者的血液，不会发生凝集反应，但 Rh 阴性者经输血后会产生抗 D 抗体。若再次接受 Rh 阳性者的血液，就可发生红细胞凝集反应而溶血。

2. 母婴血型不合 若 Rh 阴性的母亲怀有 Rh 阳性的胎儿，在分娩时胎儿的红细胞或 D 抗原可以进入母体，母体经刺激后产生抗 D 抗体。若再次孕育 Rh 阳性的胎儿时，母体的抗 D 抗体可通过胎盘进入胎儿血液，与红细胞膜上的 D 抗原发生凝集反应，引起胎儿死亡或新生儿溶血。若已产生抗 D 抗体的母亲接受 Rh 阳性者的血液，也会发生凝集反应。因此，对 Rh 阴性者的输血及多次妊娠的妇女应特别重视。

知识链接

血型可以发生改变吗

从胎儿孕育之日起，人的血型就确定了，而且从出生到生命终结，血型一般是不会改变的。但是，在一些特殊情况下，人的血型也可能发生改变。①干细胞移植后改变血型：移植骨髓后，患者自身的造血干细胞功能逐渐退化以致完全丧失功能，而移植进的供者的干细胞担当起了造血功能，于是患者的血型慢慢变为供者的血型。②短期或不彻底改变血型：肿瘤患者接受放射治疗时，大剂量的放射线辐射可能会导致基因突变和红细胞表面的抗原发生改变，从而造成血型的变化。

复习思考题

一、名词解释

血细胞比容　等渗溶液　血液凝固　血浆与血清　血型　血沉　生理性止血

二、简答题

1. 简述血浆渗透压的形成和生理意义。
2. 简述血液凝固的基本过程。

第四章　血液循环

 知识要点

1. 说出心率、心动周期、每搏输出量、每分输出量、动脉血压、中心静脉压、减压反射的概念。

2. 描述心动周期中心室压力、容积、心瓣膜开闭和血流方向的变化；阐述影响心排出量的因素；阐述心肌细胞生物电现象的机制、特点和生理特性。

3. 说出心音的特点、产生原理和正常心电图的波形及意义。

4. 阐述动脉血压的形成及影响因素；理解中心静脉压的意义；说出影响静脉回流的因素；说出微循环的组成及其血流通路；理解组织液的生成与回流及其意义。

5. 说出心血管中枢的位置及功能；阐述减压反射的过程及意义；比较肾上腺素与去甲肾上腺素对心血管的作用。

第一节　心脏的泵血功能

血液循环是指血液在心脏和血管中周而复始地定向流动。心脏是推动血液流动的动力器官，其主要功能是泵血（与水泵相似）。心脏的泵血依靠心脏收缩和舒张的交替活动得以完成。心脏收缩时将血液射入动脉，通过动脉系统将血液分配到全身各组织；心脏舒张时则通过静脉系统使血液回流到心脏，为下一次射血做准备。

一、心率和心动周期

（一）心率

每分钟心脏跳动的次数称为心率。正常成人安静时心率为 60～100 次/分，平均 75 次/分。心率可因年龄、性别和生理状况不同而变化。新生儿可达 140 次/分以上，随年龄增长而减慢，到 15～16 岁时接近成人水平；成年女性心率较男性稍快；安静和睡眠时心率减慢，运动和情绪激动时心率加快。

（二）心动周期

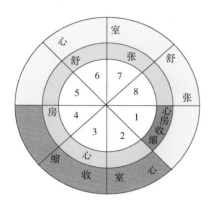

图 4 - 1　心动周期示意图

心房或心室每收缩和舒张一次构成一个机械活动周期，称为心动周期（图 4 - 1）。心动周期的长短取决于心率的快慢，心动周期与心率呈反比关系。心房和心室的心动周期都包括收缩期和舒张期。因心室在心脏泵血活动中起主要作用，故通常的心动周期指心室的活动周期。

以心率 75 次/分计算，心动周期为 0.8 秒（心动周期 =60 秒/心率）。在一个心动周期中，心房和心室的活动按一定的次序和时程先后进行。两心房先收缩，持续 0.1 秒，继而心房舒张，持续 0.7 秒；心房刚收缩完毕，两心室即开始收缩，持续 0.3 秒，随后心室舒张，持续 0.5 秒。心室舒张期的前 0.4 秒期间，心房也处于舒张期，这一时期称为全心舒张期（图 4 - 1）。心房和心室的收缩期都短于其舒张期，这有利于血液充盈，从而保证心脏有效的射血。

二、心脏的泵血过程

左、右心室的泵血过程相似，而且几乎同时进行。血液在心腔中是单向流动的，经心房流向心室，再由心室射入动脉。心室的舒缩活动所引起的心室内压力的变化是促进血液流动的动力，而瓣膜的开闭则决定着血流的方向。现以左心室为例来说明一个心动周期中心室射血和充盈的过程（图 4 - 2）。

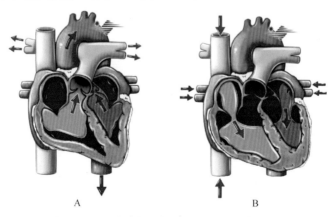

A　　　　　　　　　　　B

图 4 - 2　心室收缩、舒张时血流和瓣膜状态

A：心室收缩时血流和瓣膜状态；B：心室舒张时血流和瓣膜状态

（一）心室收缩期

心室收缩期可分为等容收缩期和射血期，而射血期又可分为快速射血期和减慢射血期。

1. **等容收缩期** 心室开始收缩后，心室内压力迅速升高，当室内压超过房内压时，心室血液推动房室瓣关闭，使血液不会倒流入心房。此时室内压还低于主动脉压，因此主动脉瓣仍处于关闭状态，心室暂时成为一个密闭的心腔。从房室瓣关闭到主动脉瓣开启前的这段时间，心室收缩但心室容积不变，故称为等容收缩期。此期持续约 0.05 秒，特点是心室容积不变、室内压急剧升高。

2. **射血期** 随着心室继续收缩使室内压升高至超过主动脉压时，主动脉瓣开放，血液由心室迅速射入主动脉，称为射血期。在射血的早期，由于心室射入主动脉的血液量较多，血液流速也很快，故称为快速射血期。此期持续约 0.1 秒。由于心室内血液很快进入主动脉，故心室容积明显缩小，但由于心室强烈收缩，室内压继续上升并达到峰值。在射血的后期，由于心室收缩强度减弱，射血的速度逐渐减慢，故称为减慢射血期。此期持续约 0.15 秒（表 4 – 1）。

表 4 – 1 心室射血和充盈活动

时 相	心室内压	房室瓣	动脉瓣	血流方向	心室容积
等容收缩期	心房 < 心室↑ < 动脉	关	关	不进不出	基本不变
快速射血期	心房 < 心室 > 动脉	关	开	心室→动脉	减小
减慢射血期	心房 < 心室 ≤ 动脉	关	开	心室→动脉	减小
等容舒张期	心房 < 心室↓ < 动脉	关	关	不进不出	基本不变
快速充盈期	心房 > 心室 < 动脉	开	关	心房→心室	增大
减慢充盈期	心房 > 心室 < 动脉	开	关	心房→心室	增大
心房收缩期	心房 > 心室 < 动脉	开	关	心房→心室	增大

（二）心室舒张期

心室舒张期可分为等容舒张期和心室充盈期，心室充盈期又可分为快速充盈期、减慢充盈期和心房收缩期。

1. **等容舒张期** 射血后，心室开始舒张，室内压下降，主动脉内的血液向心室方向反流，推动主动脉瓣关闭；但此时室内压仍高于房内压，故房室瓣仍然处于关闭状态，心室又暂时成为一个密闭的腔室。从主动脉瓣关闭至房室瓣开启前的这一段时间内，心室舒张而心室容积不变，称为等容舒张期。此期持续 0.06 ~ 0.08 秒，特点是心室容积不变、室内压急剧下降。

2. **心室充盈期** 当室内压下降到低于房内压时，血液冲开房室瓣进入心室，心室开始充盈。由于室内压明显降低，甚至造成负压，这时心房和大静脉内的血液因心室的抽吸作用而快速流入心室，心室容积迅速增大，故称为快速充盈期。此期持续约 0.11 秒。随后，血液进入心室的速度减慢，称为减慢充盈期。此期持续约 0.22 秒。在心室舒张期的最后 0.1 秒，心房开始收缩，即进入心房收缩期。心房的收缩使心房压力升高、容积缩小，使心室的充盈量可再增加 10% ~ 30%（表 4 – 1）。

知识链接

心 泵

心脏工作原理类似水泵，故心脏可称为"心泵"。水泵工作原理是对水增压的机械运动，它将发动机的机械能传送给水，使水能量增加，并且通过工作元件在泵缸内做往复或回转运动，使工作容积交替地增大和缩小，以实现水的吸入和排出。"心泵"的功能与水泵功能十分相似，适当增加水泵的转动可以增加做功，而适当加强锻炼（如经常慢跑、爬山等）也可以增强心脏功能。

三、心脏泵血功能的评价

心脏的主要功能是泵血。在临床工作实践中，常常需要对心脏的泵血功能进行判断，或对心脏的功能状态进行评价。

（一）心脏泵血功能的评定

对心脏泵血功能的评定，通常用单位时间内心脏的射血量和心脏的做功量作为指标。

1. **心脏的输出量**　是衡量心泵血功能的基本指标。

（1）**每搏输出量（搏出量）**　即一侧心室一次收缩射出的血液量，约70ml，称为每搏输出量，简称搏出量。搏出量占心室舒张末期容积的百分比为55%～65%，称为射血分数。

（2）**每分输出量和心指数**　即每分钟由一侧心室收缩射出的血液量（每搏输出量×心率），约5L/min，称为每分输出量（心输出量）。心输出量与机体的新陈代谢水平相适应，可因性别、年龄及其他生理情况的不同而不同。

以单位体表面积（m^2）计算的心输出量称为心指数。中等身材的成年人体表面积为$1.6～1.7m^2$，在安静空腹时心输出量为$5～6L/min$，故心指数为$3.0～3.5L/（min·m^2）$。

2. **心脏做功量**　心室一次收缩所做的功称为每搏功，简称搏功。

每搏功 = 每搏输出量 × （平均动脉压 - 平均心房压）

（二）心脏泵血功能的储备

心输出量随机体代谢需要而增加的能力，称为心泵功能储备或心力储备，能反映心脏泵血功能的潜力和心脏的健康程度。心力储备包括搏出量储备和心率储备。

1. **搏出量储备**　搏出量等于心室舒张末期容积减去收缩末期容积，所以搏出量储备又可分为舒张期储备和收缩期储备两部分。

（1）**舒张期储备**　静息时左心室舒张末期容积约125ml。由于心室腔不能过分扩大，一般只能达到 140ml 左右，故舒张期储备仅 15ml 左右。

（2）收缩期储备　静息时左心室收缩末期容积约 75ml。心肌做最大收缩时，容积可减小到 15~20ml，使搏出量增加 55~60ml。相比之下，收缩期储备要比舒张期储备大得多。

2. 心率储备　强体力劳动时，健康成年人心率可达 160~180 次/分。

总之，健康成年人安静时心输出量为 5L/min，强体力劳动时心输出量可增加到 30L/min，故正常成人的心力储备为 25L/min。

四、影响心脏泵血的因素

心输出量等于搏出量与心率的乘积。凡能影响搏出量和心率的因素都可以影响心输出量的变化。

（一）影响搏出量的因素

在心率不变时，搏出量的多少则决定于心肌的前负荷、心肌的后负荷和心肌收缩能力。

1. 心肌的前负荷（心室舒张末期充盈量）　是指心室舒张末期充盈的血量，即回心血量。在一定范围内，前负荷增大，心肌的初长度增长，心肌收缩力也随之增强，每搏输出量增加，心输出量增加。

2. 心肌的后负荷（动脉血压）　是指心肌开始收缩后所遇到的阻力，即动脉血压。动脉血压升高时，即后负荷增大，使心室等容收缩时间延长，射血期缩短，射血速度减慢，搏出量减少，心输出量减少。相反，动脉血压降低时，心输出量增加。

3. 心肌收缩能力　同等条件下，心肌收缩能力增强则搏出量增加，心肌收缩能力减弱则搏出量减少。

（二）心率

心输出量等于搏出量与心率的乘积。如果搏出量保持不变，心率在一定范围内增加则心输出量随之增加。但心率过快（超过 180 次/分），由于心动周期缩短，特别是心室舒张期明显缩短，导致心室舒张末期充盈量明显减少，因此搏出量和心输出量相应减少。如果心率过慢（低于 40 次/分），尽管心室舒张期延长，但心室充盈已接近最大限度，心室舒张期的延长已不能进一步增加充盈量和搏出量，因此心输出量也将减少。

五、心音

心动周期中，由心肌收缩、瓣膜启闭、血液流动等引起的机械振动所产生的声音，称为心音。将听诊器放到胸壁某些部位，即可听到心音。

（一）第一心音

第一心音发生在心室收缩期，是心室开始收缩的标志。第一心音在心尖搏动处（左第 5 肋间锁骨中线上）听诊时最清楚，其特点是音调较低，持续时间较长、为 0. 10 ~ 0. 12 秒。其产生机制主要是心室肌收缩、房室瓣关闭及血流冲击动脉壁引起振动。其强弱可反映心肌收缩的力量及房室瓣的功能状态。

（二）第二心音

第二心音发生在心室舒张期，是心室开始舒张的标志。第二心音在胸骨旁第 2 肋间（即主动脉瓣和肺动脉瓣听诊区）听诊时最清楚，其特点是音调较高，持续时间较短、为 0. 08 ~ 0. 10 秒。其产生机制主要是心室舒张、动脉瓣关闭及血流冲击大动脉根部引起振动。其强弱可反映动脉血压的高低及动脉瓣的功能状态。

知识链接

心音分析

心音是心脏及心血管系统机械运动状况的反映，心音分析是了解心脏和大血管状态的一种有效手段，但受医护人员专业知识和临床经验的影响，通过心音的听诊不能很客观地对心血管情况做出判断。近年来，随着信号技术不断发展，特别是数字技术的发展，国内外开始利用计算机技术和信号处理技术，对心音由定性分析进入了量化分析阶段。根据其结果，能够很好地分析心脏活动、血液流动和心脏的健康状况。

第二节　心肌细胞的生物电现象和生理特性

心脏活动是以心肌细胞的生物电现象为基础的。心肌细胞分为两类：一类是构成心房和心室壁的普通心肌细胞，具有收缩性、兴奋性和传导性，实施泵血功能，称为工作细胞。工作细胞缺乏自动兴奋的能力，属于非自律细胞。另一类是一些特殊分化了的能自动产生节律性兴奋的心肌细胞，称为自律细胞，包括窦房结、房室交界、房室束和浦肯野纤维网（图 4 -3）。

一、心肌细胞的生物电现象

（一）心室肌细胞的跨膜电位及形成机制

属于工作细胞的心房肌和心室肌细胞跨膜电位及其形成机制基本相同，所以，以下重点介绍心室肌细胞的跨膜电位及其形成机制。

1. **静息电位**　人和哺乳动物心室肌细胞的静息电位为 -90mV，其形成机制与神经细胞和骨骼肌细胞相似，主要是由 K^+ 跨膜扩散形成的平衡电位。

2. **动作电位**　与神经细胞和骨骼肌细胞相比，心室肌细胞的动作电位比较复杂，历时较长，共分为 5 个时期（图 4 -4）。

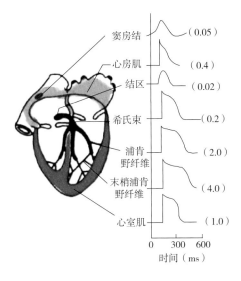

图4-3　心脏各部分心肌细胞的跨膜电位

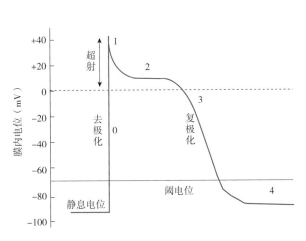

图4-4　心室肌细胞的动作电位

（1）0期（去极化过程）　当心肌细胞受到刺激使膜电位去极化到阈电位（约-70mV）时，Na^+通道迅速开放，引起大量Na^+内流，使膜电位从-90mV迅速去极化到+30mV左右，构成动作电位的上升支。

（2）1期（快速复极期）　是由Na^+通道失活关闭和K^+通道激活开放共同形成的。当0期去极化至+30mV时，Na^+通道突然失活关闭并且K^+通道被激活开放，致使K^+快速外流，心室肌细胞内电位由+30mV迅速下降到0mV左右。

（3）2期（缓慢复极期、平台期）　是由Ca^{2+}通道和K^+通道共同作用形成的。此时Ca^{2+}通道开放，Ca^{2+}缓慢而持久地内流，同时K^+通道开放，少量K^+外流，两种离子电荷相同，流动方向相反，致使复极过程较长时间停留在0mV水平，形成平台期。平台期是心室肌细胞动作电位的主要特征。

（4）3期（快速复极末期）　是由Ca^{2+}内流减弱至停止，而K^+外流进行性增加引起的。此时Ca^{2+}通道失活，K^+通道激活，大量K^+外流，膜电位迅速下降，直至降到静息电位水平，完成复极化过程。

（5）4期（静息期）　此期膜电位稳定在-90mV。因动作电位造成的离子分布变化（Na^+、Ca^{2+}流入胞内而K^+流向胞外）激活Na^+泵和Ca^{2+}泵，将Na^+、Ca^{2+}迅速泵出，将K^+泵入，从而恢复细胞内、外正常的离子浓度。

（二）自律细胞的跨膜电位及形成机制

特殊传导系统的心肌细胞具有自动节律性，属于自律细胞。自律细胞与工作细胞跨膜电位的最大区别在4期（图4-5）。工作细胞4期膜电位基本稳定在静息电位水平，而自律细胞的特点是4期膜电位不稳定，在没有外来刺激的情况下就立即缓慢地自动去极化，当去极化达到阈电位时，就暴发一次新的动作电位。4期自动去极化是自律细胞产生自动节律性的基础。但不同类型的自律细胞，4期自动去极化和动作电位发生的离子基础不同。

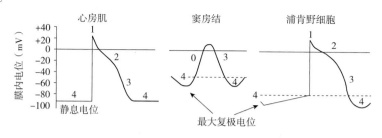

图 4-5　心房肌、窦房结和浦肯野细胞的生物电

二、心肌细胞的生理特性

心肌细胞的生理特性有自动节律性（自律性）、兴奋性、传导性和收缩性。其中自动节律性、兴奋性和传导性是以心肌细胞的生物电活动为基础，故属电生理特性；收缩性是以收缩蛋白的功能活动为基础，是心肌细胞的机械生理特性。心室肌和心房肌细胞具有传导性、兴奋性和收缩性，但无自律性；特殊心肌细胞具有自律性、传导性和兴奋性，但无收缩性。

（一）自动节律性

1. **自动节律性的概念**　心脏特殊传导系统的细胞在没有外来刺激的情况下，能够自动发生节律性兴奋的特性称为自动节律性，简称自律性。具有自律性的细胞称自律细胞。

2. **自动节律性的产生**　心肌的自动节律性来源于心脏特殊传导系统中的自律细胞，自律细胞产生自律性的基础是动作电位的 4 期自动去极化。

3. **窦性节律和异位节律**　在心脏特殊传导系统的自律细胞中，窦房结 P 细胞的自律性最高，达 100 次/分；其次是房室交界，约 50 次/分；浦肯野纤维自律性最低，约 25 次/分。由于窦房结是正常心脏兴奋的发源地，正常心脏的节律性活动受自律性最高的窦房结控制，从而使窦房结成为整个心脏的正常起搏点。由窦房结控制的心跳节律，称为窦性节律。窦房结以外的心脏自律组织因受窦房结兴奋的控制，不表现其自律性，称为潜在起搏点。由潜在起搏点控制的心跳节律称为异位节律。

知识链接

人工心脏起搏器

人工起搏器是将脉冲发生器通过电极与心内膜相连，脉冲发生器发放一定频率、振幅的电脉冲，通过电极经心内膜而刺激心肌，代替心脏起搏点发放冲动，使心脏有规律地收缩。所以，当心脏起搏点功能失常或心脏系统有严重病变时，应用人工起搏器可以起到人为控制心率、维持心脏"泵"功能的作用。

（二）兴奋性

1. **兴奋性的概念** 心肌细胞受刺激而产生动作电位的能力或特性称为兴奋性。

2. **兴奋性的周期性变化** 心肌细胞受到刺激产生一次兴奋时，其兴奋性将发生周期性变化，可分为以下 3 个时期（图 4 - 6）：

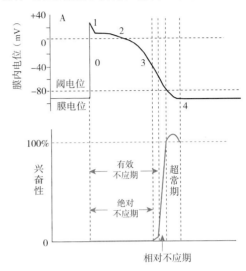

（1）**绝对不应期与有效不应期** 从 0 期去极化开始至 3 期复极化达 – 55mV 期间，无论刺激多强，心肌细胞都不会再次兴奋，称为绝对不应期。从膜内电位 – 55mV ~ – 60mV 这段复极期间，如果给予阈上刺激，心肌细胞可发生局部去极化（局部兴奋），称为局部反应期。局部反应期和绝对不应期相加，即从动作电位 0 期去极化到复极 – 60mV 这段时间内，称为有效不应期。

图 4 - 6 心肌动作电位与兴奋性变化的关系

（2）**相对不应期** 有效不应期完毕，从 3 期复极化 – 60mV ~ – 80mV 期间，用阈上刺激才能引起动作电位，称为相对不应期。

（3）**超常期** 膜电位从 3 期复极化 – 80mV ~ – 90mV 这段时期，用阈下刺激就能引起心肌细胞产生动作电位，说明心肌细胞的兴奋性超过了正常，称为超常期。

3. **心肌细胞兴奋性变化与收缩活动的关系**（图 4 – 7）

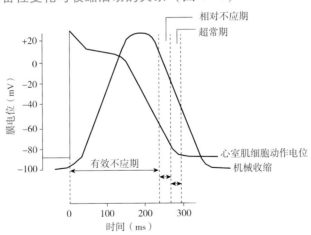

图 4 – 7 心室肌兴奋的周期性变化与其机械收缩的关系

（1）**有效不应期长** 心肌细胞的有效不应期长，几乎占据了整个心肌细胞收缩期和舒张早期。这一时期由于心肌细胞对任何刺激均不会产生兴奋，也就不会使心脏产生强直收缩，从而保证了心脏交替收缩射血和舒张充盈的活动。

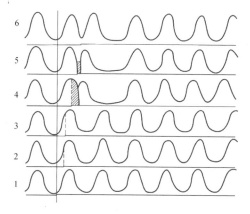

图4-8 期前收缩和代偿间歇示意图

每条曲线下的电磁标记号指示给予电刺激的时间；曲线1~3表示刺激落在有效不应期内，不引起反应；曲线4~6表示刺激落在相对不应期内，引起期前收缩和代偿性间歇

（2）期前收缩与代偿间歇 正常心脏是按窦房结的节律进行活动的。如果在心室肌有效不应期之后（相对不应期和超常期之内），时间上相当于心室舒张的中晚期，心室肌受到一次额外的人工刺激或异位起搏点产生的刺激，则心室会产生一次提前的兴奋和收缩，称为期前收缩（又叫早搏）（图4-8）。期前兴奋也有自己的有效不应期，当紧接在期前兴奋之后的一次窦房结的正常兴奋传到心室肌时，常常正好落在期前兴奋的有效不应期内，因而不能引起心室肌的兴奋和收缩，而出现一次"脱失"，即在期前收缩和又一次窦房结冲动引起的收缩之间，存在一段较长的心舒期，称为代偿间歇。

（三）传导性

1. **传导性的概念** 心肌细胞具有传导兴奋的能力，称为传导性。

2. **传导的途径** 正常情况下，窦房结发出的兴奋一方面通过心房肌传播到整个右心房和左心房；另一方面通过心房肌组成的"优势传导通路"迅速传播到房室交界区，兴奋通过房室交界区，经房室束和左右束支、浦肯野纤维网传播到心室肌。整个心室肌的兴奋是由心内膜侧向心外膜侧扩布而完成的。

3. **传导的特点及意义** 兴奋在心脏内的传导过程中，各部分的传导速率是不一致的，其中浦肯野纤维传导速率最快，有利于将窦房结传来的兴奋迅速通过浦肯野纤维网广泛传向两侧心室，保证左、右心室同步兴奋和同步收缩，以实现心脏强有力的泵血功能。房室交界区是正常兴奋传入心室的唯一通路，但其兴奋传导速率最慢，兴奋在房室交界区的传导会延搁一段时间，称为房-室延搁。房-室延搁具有重要的生理意义：它可以使心房先兴奋、心室后兴奋，导致心房收缩完毕后，心室才开始收缩，从而避免发生房室收缩的重叠现象。心房在收缩时，心室仍处于舒张状态，这就使得心室有充分的时间充盈血液，有利于搏出。它对保证心脏各部分有秩序地、协调地进行收缩活动具有十分重要的意义。

（四）收缩性

心肌细胞受到刺激发生兴奋时，首先是细胞膜产生动作电位，然后启动兴奋-收缩耦联，引起肌丝滑行，心肌细胞收缩。心肌收缩具有以下特点：

1. **对细胞外液 Ca^{2+} 浓度有明显的依赖性** 心肌细胞的终池不发达，贮 Ca^{2+} 量少，但心肌细胞横管系统发达，有利于细胞外液的 Ca^{2+} 内流。因此，心肌收缩所需的 Ca^{2+} 主要来自细胞外液，其次是终池释放的 Ca^{2+}。所以，在一定范围内，细胞外液 Ca^{2+} 浓度升高，可增强心肌收缩力；相反，则可使心肌收缩力减弱。

2. "全或无"式收缩　心肌细胞相连接的部位为闰盘，闰盘处电阻很低，兴奋很容易传递。因此，心肌细胞在结构和功能上相互联系成一个功能性的合胞体，又因心脏内特殊传导系统传导兴奋的速率很快，因此，心房或心室受到刺激后，几乎总是同时兴奋和收缩，彼此协调一致。同步收缩具有"全或无"特性，即要么心肌不产生收缩，一旦产生收缩则全部心房或心室肌同时参与收缩。

3. 不发生强直收缩　由于心肌细胞兴奋时的有效不应期特别长，在收缩期任何强大刺激都不能引起心肌再次兴奋和收缩，故不发生强直收缩，以保证心脏收缩、舒张交替进行。

三、体表心电图

将测量电极放置在人体表面的一定部位，记录出心脏电变化曲线，这种电变化经一定处理后并记录到特殊的记录纸上，便成为心电图（ECG）。心电图反映心脏兴奋的产生、传导和恢复过程中的生物电变化，而与心脏的机械收缩活动无直接关系。以下简述正常心电图各波形及生理意义（图 4 - 9）。

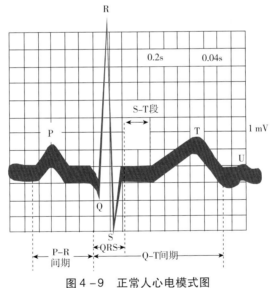

图 4 - 9　正常人心电模式图

1. P 波　它是左、右心房的去极化波，反映兴奋在心房传导过程中的电位变化。P波的起点表示心房兴奋的开始，终点表示左、右心房已全部兴奋。历时 0.08 ~ 0.11 秒。

2. QRS 波群（简称 QRS 波）　它反映左、右心室去极化过程的电位变化，包括 3个紧密相连的小波。其中第 1 个是向下的波，称为 Q 波；随后有一个向上的波，称为 R波；R 波之后向下的波，称为 S 波。QRS 波的起点表示心室兴奋的开始，终点表示左、右心室已全部兴奋。QRS 波历时 0.06 ~ 0.10 秒，代表兴奋在左、右心室肌扩布所需的时间。

3. T 波　它反映两心室复极过程的电位变化。T 波起点表示心室肌复极开始，终点表示左、右心室复极完成。历时 0.05 ~ 0.25 秒。波幅一般为 0.1 ~ 0.8 mV。

4. P−R 间期　指从 P 波起点至 QRS 波起点之间的时间。历时 0.12 ~ 0.20 秒。它反映从心房开始兴奋到心室开始兴奋所需要的时间，又称房室传导时间。

5. Q−T 间期　指从 QRS 波起点至 T 波终点之间的时间。它反映从心室开始兴奋去极到完全复极至静息状态的时间。

6. S−T 段　指从 QRS 波终点至 T 波开始之间的时间。它反映心室肌细胞全部处于去极化状态，它们之间没有电位差。

知识链接

心电图应用

　　心电图随着医学的发展而发展，为顺应人类的遗传学、优生学发展趋势，心电图已能将胎儿心脏活动时产生的生物电流描绘成图谱，记录胎儿瞬间变化，通过观察胎儿心电图，可动态监测围产期胎儿发育情况和在宫内生长情况，对及早诊断和及时治疗胎儿疾患、提高围产儿质量及优生优育具有重要的临床意义及社会价值。同时，随着社区医疗服务的发展，心电图的作用也越见显著，心电图可以及时地帮助中年人或幼小患儿发现潜在的心脏疾病或先天性心脏病。还有，由于心电图机可随身携带上门服务，心电图阅读分析也可通过远程操作，因而大大方便了远在各地的心脏疾患患者。只要拥有心电图远程系统联络方式，养病在家的心脏病患者随时可以得到心电图工作者及时准确的指导，以便更好地预防和治疗心脏疾病。

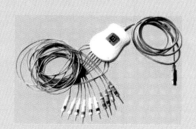

第三节　血管生理

　　血管与心脏互相串连成一个相对密闭的管道系统。血液从心脏射入动脉，途经微动脉、毛细血管、微静脉和静脉回到心脏。血管具有运输血液、参与形成和维持动脉血压、分配血量、实现组织细胞与血液间物质交换的功能。

　　血液在心血管系统中流动的力学，称为血流动力学。血流动力学主要研究血流量、血流阻力、血管内的压力以及三者之间的相互关系（图 4−10）。

　　血流量是指单位时间内通过血管某一截面的血量，单位为毫升/分或升/分。在整个循环系统中，动脉、毛细血管及静脉等各级血管总血流量是相等的，都等于心输出量。

　　血流阻力是指血液在血管内流动时所遇到的阻力，主要来自于血液内部各种成分之间的摩擦和血液与血管壁之间的摩擦。血流阻力主要由血管口径决定，与其成反比。在体循环的血流阻力中，小动脉和微动脉的管径变化对其影响最大，是产生血流阻力的主要部位，故此处的血流阻力称为外周阻力。

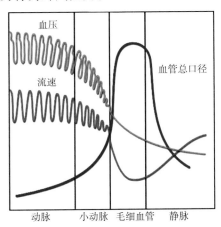

图4-10　血管各段血压、流量和
血管口径面积的关系示意图

血管的功能分类

　　血管从功能上可分为5类：①弹性贮器血管：主动脉和大动脉。其血管壁坚厚，富含弹性纤维，易扩张。心脏射血时血管被动扩张，容积增大，贮存部分血液；心舒期血管弹性回缩，推动血液继续往前流动。这种功能称为弹性贮器作用。②分配血管：中动脉。其主要功能是将血液输送至各器官组织。③阻力血管：小动脉和微动脉。管壁富含平滑肌，管径小，血流阻力大。其平滑肌的收缩舒张可改变血流阻力，影响所在器官、组织的血流量及毛细血管内的压力。④交换血管：毛细血管。管壁仅由一层内皮细胞构成，通透性大，是实现血液与组织细胞之间物质交换的场所。⑤容量血管：静脉。静脉管径大，管壁薄，数量多，故容量较大。安静状态下，它容纳了整个循环血量的60%~70%，起着贮血库的作用。

　　血压是指血管内的血液对于单位面积血管壁的侧压力。存在于动脉、毛细血管和静脉内的血压，分别称为动脉血压、毛细血管血压和静脉血压。血压是推动血液循环的直接动力。其数值通常用毫米汞柱（mmHg）来表示（1mmHg等于0.133kPa）。平常所说的血压是指动脉血压。大静脉和心房的压力较低，常以厘米水柱（cmH_2O）为单位（$1cmH_2O$等于98.07Pa）。

一、动脉血压与脉搏

（一）动脉血压的概念和正常值

1. **动脉血压的概念**　动脉血液对单位面积动脉管壁的侧压力称为动脉血压。在一个心动周期中，动脉血压随心脏的收缩和舒张而发生周期性的变化。心脏收缩射血时，动脉血压升高达到的最高值称为收缩压。心室舒张时，动脉血压下降到最低值，称为舒张压。收缩压与舒张压的差值，称为脉搏压，简称脉压。一个心动周期中动脉血压的平均值为平均动脉压，约等于舒张压加 1/3 脉压。

2. **动脉血压正常值**　一般所说的动脉血压是指主动脉的血压。由于大动脉中血压降落很小，也为了测量方便，故通常以测量上臂的肱动脉血压代表主动脉血压。在安静状态下，我国正常成年人的收缩压为 100～130mmHg，舒张压为 60～90mmHg，脉压为 30～40mmHg。血压记录为收缩压/舒张压。动脉血压可随年龄、性别及生理状态的不同而不同。一般随年龄增大而逐渐升高（尤以收缩压升高较明显），男性比女性略高，运动或情绪激动时血压可暂时升高。

知识链接

正常血压与高血压

类别	收缩压（mmHg）	舒张压（mmHg）
正常血压	<130	<90
正常高值	120～139	80～89
高血压		
1 级高血压（轻度）	140～159	90～99
2 级高血压（中度）	160～179	100～109
3 级高血压（重度）	≥180	≥110
单纯收缩期高血压	≥140	<90
低血压	<90	<60

（二）动脉血压的形成

在封闭的心血管系统内有足够的血液充盈量是形成动脉血压的前提条件。心室射血和外周阻力是形成动脉血压的两个根本因素。

当心室每次收缩射血时，大约只有 1/3 的血液流至外周，其余血液暂时存储于大动脉中，使血压升高形成收缩压。但由于大动脉的弹性扩张可缓冲血压，故使收缩压不至于上升过高。当心室舒张期心室停止射血后，大动脉的血管壁弹性回缩，将动脉内的血液继续推向外周，并使舒张压维持在一定水平。可见大动脉管壁的弹性起着缓冲收缩压、维持舒张压的作用，同时也使心室间断性射出的血液变为动脉内的连续血流（图4－11）。

（三）影响动脉血压的因素

1. **每搏输出量** 当其他因素不变时，每搏输出量增加，收缩压将明显升高。由于收缩压升高，血流速度加快，在心室舒张期，大动脉内存留的血量并无明显增多，导致舒张压升高不明显，故脉压增大。反之，当每搏输出量减少时，则主要使收缩压降低，脉压减小。因此，收缩压的高低主要反映每搏输出量的多少。

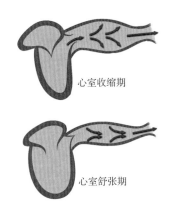

图4－11 大动脉血管的弹性作用示意图

2. **心率** 其他因素不变，心率加快，心室舒张期缩短，在本期内流出主动脉的血量减少，使主动脉内存留的血量增多，导致舒张压明显升高，而收缩压的升高不明显，故脉压减小。反之，心率减慢时，舒张压降低显著，脉压增大。

3. **外周阻力** 其他因素不变，外周阻力增大，心室舒张期血液流向外周的速度减慢，心室舒张末期存留在动脉内的血量增多，舒张压明显升高。心室收缩期由于动脉血压升高使血流速度加快，留在动脉的血量增加不多，故收缩压升高不明显，脉压减小。反之，当外周阻力减小时，舒张压降低显著，脉压增大。因此，舒张压的高低主要反映外周阻力的大小。

4. **大动脉管壁的弹性** 大动脉管壁的弹性作用，可缓冲动脉血压的变化。大动脉管壁弹性减弱时，缓冲能力下降。老年人的大动脉管壁胶原纤维增多、弹性减弱，导致收缩压升高而舒张压降低，脉压明显增大。

5. **循环血量与血管容量** 在正常情况下，循环血量和血管容量相对稳定，使血管保持一定的充盈度，维持一定的血压。当循环血量减少（如失血或脱水），或是血管容量增大（如过敏或中毒性休克时血管扩张），均可导致动脉血压下降。

（四）动脉血压相对稳定的生理意义

动脉血压是心血管功能活动的重要指标，也是衡量机体功能状态的重要标志。一定高度的动脉血压是推动血液流动和保证各组织器官得到足够血液供应的必要条件。血压过高或过低都会对健康产生明显影响。

 课堂互动

安静状态下，数一数自己1分钟的脉搏是多少次？

（五）动脉脉搏

在心动周期中，动脉内压力的周期性变化引起的动脉管壁节律性的搏动，称为动脉脉搏，简称脉搏。在走行表浅的动脉（如桡动脉）的皮肤上可触摸到动脉搏动。脉搏的频率和节律能反映心率和心律。脉搏的强弱与心输出量、血管壁的弹性和外周阻力密切相关。因此，脉搏是反映心血管功能的一项重要指标。

二、静脉血压与血流

静脉不仅是血液回流至心脏的通道，而且在体内起着血液储存库的作用。静脉的收缩和舒张可明显地改变静脉内的血容量，有效调节回心血量和心输出量，使血液循环能够适应机体在不同生理条件下的需要。

（一）静脉血压

体循环血流经过动脉系统与毛细血管网后，因不断克服血流阻力而消耗能量，故血压逐渐下降，在流经毛细血管到达小静脉时血压已降至 15 ~ 20mmHg，到达右心房时，压力已接近于零。通常将人体各器官或肢体的静脉血压称为外周静脉压，而将右心房和胸腔大静脉的血压称为中心静脉压（CVP）。中心静脉压的正常值为 4 ~ 12cmH$_2$O，其高低与心脏射血能力和静脉回心血量有关。当心脏射血能力减弱时，中心静脉压升高。另一方面，若静脉回流速度加快，回心血量增加，中心静脉压也将升高。因此，中心静脉压的高低有助于心功能的判断，并可以作为临床控制输液量和输液速度的参考指标。

知识链接

中心静脉压与输液

临床上输液（如治疗休克）时，常须通过观察中心静脉压的变化来控制输液速度及输液量。若中心静脉压偏低或有下降趋势，常提示输液量不足；若中心静脉压高于正常并有进行性升高的趋势，则提示输液过快或心脏功能不全，应减慢输液速度或暂停。

（二）影响静脉回流的因素

推动静脉血流的动力是外周静脉压与中心静脉压之差。因此，凡能改变两者间压力差的因素，均能影响静脉回流。

1. **心肌收缩力** 心肌收缩力增强，搏出量增多，射血后心室剩余血量减少，中心静脉压降低，静脉回流速度加快。反之，心肌收缩力减弱，中心静脉压升高，静脉回流速度减慢。

2. **重力和体位** 静脉管壁薄，压力低，易受血管内血液重力因素的影响。当人体从平卧位变为直立位时，由于重力影响，心脏水平以下的静脉扩张充血，使静脉回心血量减少，导致心输出量减少和血压下降，引起脑、视网膜供血暂时不足，出现头晕、眼前发黑甚至昏倒等症状，称为体位性低血压。长期卧床或体弱久病的人易发生这种现象。

3. **骨骼肌的挤压作用**　骨骼肌收缩时，静脉受到挤压，促使静脉回流速度加快；当肌肉舒张时，静脉内压力降低，有利于微静脉和毛细血管内的血液流入静脉。

4. **呼吸运动**　吸气时胸膜腔负压增大，胸腔内的大静脉和右心房扩张，使中心静脉压下降，静脉血回流加快。呼气时相反，静脉血回流减慢。

三、微循环

微循环是指微动脉和微静脉之间的血液循环。其主要功能是实现血液与组织细胞间的物质交换。

（一）微循环的组成与血流通路

典型的微循环一般由 7 个部分组成，即微动脉、后微动脉、毛细血管前括约肌、真毛细血管、通血毛细血管、动-静脉吻合支和微静脉（图 4-12）。微动脉管壁有环行的平滑肌，其舒缩活动可控制整个微循环的血流量，是微循环的"总闸门"。毛细血管前括约肌的舒缩活动决定进入真毛细血管的血流量，在微循环中起"分闸门"的作用。微静脉又称后阻力血管，是微循环中的"后闸门"。

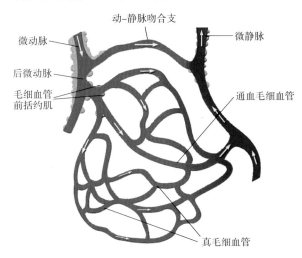

图 4-12　微循环模式示意图

从微动脉到微静脉有如下 3 条通路：

1. **迂回通路**　由微动脉、后微动脉、真毛细血管和微静脉组成。真毛细血管广泛穿行于各组织细胞之间，迂回曲折，交织成网，数量多、容量大，而且真毛细血管管壁薄、通透性大，血流速度慢，因此，迂回通路是血液与组织细胞之间进行物质交换的主要场所，又称为"营养通路"。

2. **直捷通路**　血液从微动脉经后微动脉和通血毛细血管进入微静脉的通路为直捷通路。此通路经常处于开放状态，且管径较粗、血流速度较快，其主要功能是使一部分血液能迅速通过微循环流入静脉，保证心脏有足够的回心血量。

3. 动 - 静脉短路 由微动脉、动 - 静脉吻合支和微静脉组成。动 - 静脉短路在皮肤分布较多，通常处于关闭状态。当体内需要大量散热时能广泛开放，有助于散热。因此，动 - 静脉短路对体温调节有一定作用。

（二）影响微循环血流量的因素

1. 局部代谢产物的影响 多种代谢产物如 CO_2、H^+、腺苷、乳酸等的局部堆积，会导致该处的后微动脉和毛细血管前括约肌舒张，真毛细血管开放，局部血流量增多，可为组织提供更多的 O_2，同时带走代谢产物。随后毛细血管前括约肌与后微动脉又处于收缩状态，毛细血管关闭。如此反复，导致不同的毛细血管轮流交替开放和关闭。

2. 神经和体液因素的调节 微动脉、后微动脉和微静脉受交感神经的支配。当交感神经兴奋时，微动脉、后微动脉和微静脉收缩，使微循环血流量减少。此外，这些血管的平滑肌也受血管紧张素Ⅱ、去甲肾上腺素等全身性缩血管活性物质以及组胺等局部缩血管活性物质的调节。毛细血管前括约肌一般不受神经支配，其舒缩活动主要受全身性缩血管活性物质和局部代谢产物的调节。毛细血管前括约肌在全身性缩血管活性物质如肾上腺素、去甲肾上腺素和血管紧张素Ⅱ等影响下，产生一定程度的紧张性收缩，使真毛细血管关闭。

四、组织液的生成与回流

组织液存在于组织、细胞的间隙内，是组织细胞和血液之间进行物质交换的媒介。组织液需不断更新，才能保持内环境相对稳定，保证组织细胞新陈代谢的正常进行。组织液绝大部分呈胶冻状，不能自由流动，因而不会因重力作用而流到身体的低垂部位，也不能被抽吸出来；只有极少部分组织液呈液态，可自由流动。组织液中各种离子成分与血浆相同，但其中的蛋白质浓度明显低于血浆。

（一）组织液的生成与回流

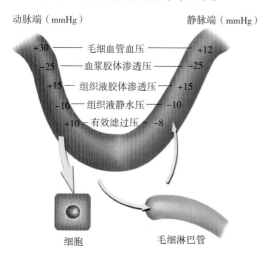

动脉端（mmHg）   静脉端（mmHg）

+30 —— 毛细血管血压 —— +12
-25 —— 血浆胶体渗透压 —— -25
+15 —— 组织液胶体渗透压 —— +15
-10 —— 组织液静水压 —— -10
+10 —— 有效滤过压 —— -8

细胞   毛细淋巴管

图 4 - 13 组织液的生成与回流示意图

生理情况下，组织液是血浆经毛细血管壁的动脉端滤过进入组织间隙而形成的。组织液生成与回流的动力是有效滤过压，它取决于毛细血管血压、组织液胶体渗透压、血浆胶体渗透压和组织液静水压 4 种力量（图 4 - 13）。其中毛细血管血压和组织液胶体渗透压是促使液体通过毛细血管壁向血管外滤过的力量；血浆胶体渗透压和组织液静水压是促使组织中液体回流入毛细血管内的回流力量。滤过力量与回流力量之差，称为有效滤过压。可用以下公式表示：

有效滤过压＝（毛细血管血压＋组织液胶体渗透压）－（血浆胶体渗透压＋组织液静水压）

若有效滤过压为正值，血浆成分从毛细血管滤出生成组织液；若有效滤过压为负值，组织液回流进入毛细血管。正常情况下，动脉端毛细血管血压平均为 30mmHg，静脉端毛细血管血压降低至 12mmHg，血浆胶体渗透压为 25mmHg，组织液胶体渗透压为 8mmHg，组织液的静水压为 10mmHg。根据公式计算，在毛细血管动脉端，有效滤过压等于 10mmHg，为正值，故液体滤过毛细血管生成组织液；在毛细血管静脉端，有效滤过压等于 －8mmHg，为负值，故大部分组织液回流进入毛细血管。因此，组织液在动脉端生成，在静脉端回流。还有一小部分组织液进入毛细淋巴管，形成淋巴液，经淋巴循环再回流入血（图 4－14）。

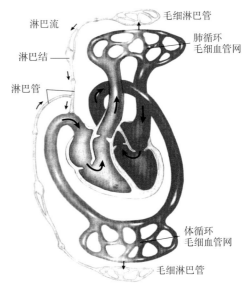

图 4－14　淋巴循环示意图

（二）影响组织液生成与回流的因素

正常情况下，组织液不断生成，又不断回流入血管，两者之间保持动态平衡，从而维持体液的正常分布。若某些因素使组织液生成大于回流，则可形成组织水肿。影响组织液生成和回流的因素有：

1. **毛细血管血压**　其他因素不变，毛细血管血压升高，则有效滤过压升高，组织液生成增多；反之，毛细血管血压降低，则有效滤过压降低，组织液生成减少。如炎症部位微动脉扩张，引起毛细血管血压升高，导致局部出现水肿。又如右心衰竭时，静脉回流受阻，可逆行性引起毛细血管血压升高，使组织液生成过多，出现组织水肿。

2. **血浆胶体渗透压**　一般情况下，血浆胶体渗透压很少变化。血浆胶体渗透压降低，则有效滤过压增大，组织液生成增多。临床上严重营养不良、某些肝脏疾患或肾脏疾病导致血浆蛋白减少都可使血浆胶体渗透压降低，有效滤过压增大，组织液生成增多，出现水肿。

3. **毛细血管壁的通透性**　当酸中毒、烧伤或过敏反应出现时，毛细血管壁的通透性增加，经毛细血管滤过到组织间隙中的血浆蛋白增多，使组织液胶体渗透压升高，而血浆胶体渗透压降低，有效滤过压增大，导致组织液生成增多而出现水肿。

4. **淋巴回流**　由毛细血管滤出的组织液约有 10% 经淋巴系统回流。所以当淋巴回流受阻时，组织液在组织间隙积聚，出现水肿。如丝虫病患者，由于淋巴管阻塞而出现下肢等部位的水肿。

（三）淋巴液循环及其意义

部分组织液进入淋巴管即成为淋巴液，人体每天生成的淋巴液有 2~4L。淋巴系统是循环系统的组成部分，是组织液回流入血的重要辅助系统（图 4-14）。

1. 淋巴液的生成及回流　毛细淋巴管以盲端起始于组织间隙，比毛细血管具有更大的通透性。其管壁由单层内皮细胞构成。生理条件下，组织液压力大于毛细淋巴管内淋巴液的压力，故组织液进入毛细淋巴管形成淋巴液。

2. 淋巴回流的生理意义

（1）回收蛋白质　淋巴液回流的最主要生理功能是回收组织液中的蛋白质。每天从淋巴管吸收的蛋白质为 75~100g，保证了血浆蛋白的正常水平。这对于保持血浆和组织液间胶体渗透压的相对稳定是非常重要的。

（2）运输脂肪及其他营养物质　食物消化后，在小肠吸收的营养物质中，有 80%~90% 的脂肪经过小肠绒毛的毛细淋巴管吸收，通过淋巴循环进入血液。

（3）调节血浆与组织液之间的平衡　尽管淋巴液回流的速度缓慢、总量少，但每天仍有 2~4L 的组织液以淋巴液的形式回流入血。因此，淋巴回流对调节组织液与血量的平衡、维持体液的正常分布有重要作用。

（4）防御和免疫功能　淋巴系统的淋巴结内的巨噬细胞能清除淋巴液中的红细胞和细菌等异物。同时，淋巴结产生的淋巴细胞和浆细胞还参与机体的免疫反应，具有一定的防御作用。

第四节　心血管活动的调节

人体在不同状况时，各器官组织的代谢水平不同，对血流量的需要也有差异。机体可通过神经和体液等调节方式，对心脏和血管的活动进行调节，使各器官组织的供血量能满足不同情况下机体代谢的需要。

一、神经调节

心肌和血管平滑肌接受自主神经支配。机体对心血管活动的神经调节是通过多种心血管反射实现的。

（一）心脏的神经支配

心脏受心交感神经和心迷走神经的双重支配。前者对心脏起兴奋作用，后者对心脏起抑制作用，共同调节心脏的活动。

1. 心交感神经及其作用　心交感神经的节前纤维来自脊髓第 1~5 胸段的中间外侧柱神经元。其节后纤维支配心脏各个部分，包括窦房结、房室交界、房室束、心房肌和心室肌。节后纤维释放的递质为去甲肾上腺素，与心肌细胞膜上的 β_1 受体结合而兴奋心脏，表现为心率加快、心肌收缩力增强、房室传导速度加快。β 受体阻断剂普萘洛尔

（心得安）可阻断交感神经对心脏的兴奋作用。

2. **心迷走神经及其作用**　心迷走神经起始于延髓。其节后纤维主要支配窦房结、心房肌、房室交界、房室束及其分支，有少量纤维分布到心室肌。心迷走神经节后纤维末梢释放乙酰胆碱，与心肌细胞膜上的 M 受体结合而抑制心脏，表现为心率减慢、心肌收缩力减弱、房室传导速度减慢。M 受体阻断剂阿托品可阻断迷走神经对心脏的抑制作用。

（二）血管的神经支配

除真毛细血管外，绝大多数血管都受自主神经支配。支配血管平滑肌的神经纤维可分为缩血管神经纤维和舒血管神经纤维两大类。

1. **交感缩血管神经及其作用**　交感缩血管神经起自脊髓胸 1～腰 3 段的灰质侧角，节后纤维分布到血管平滑肌，以小动脉和微动脉为多。该神经兴奋时，节后纤维末梢释放去甲肾上腺素，与血管平滑肌上 α 受体结合，引起血管平滑肌收缩、外周阻力增加、血压升高。安静状态下，交感缩血管神经纤维持续发放低频（1～3 次／秒）冲动，使血管平滑肌保持一定程度的收缩状态，称为交感缩血管紧张。

人体内绝大多数血管仅接受交感缩血管神经的支配。不同部位的血管所分布的缩血管纤维密度不同，其中皮肤最密、骨骼肌和内脏次之、冠状血管和脑血管中分布较少。

2. **舒血管神经及其作用**　体内有一部分血管接受缩血管神经和舒血管神经的双重支配。

（1）交感舒血管神经　舒血管神经释放的递质为乙酰胆碱。正常情况下，交感舒血管神经没有紧张性活动，只有处于情绪激动或发生防御反应时才发放冲动，使骨骼肌血管舒张，血流量增多。

（2）副交感舒血管神经　副交感舒血管神经末梢释放乙酰胆碱，后者与血管平滑肌上的 M 受体结合，引起血管舒张。副交感舒血管神经的活动主要是对局部血流起调节作用。

（三）心血管中枢

心血管中枢是指在中枢神经系统中与心血管活动相关的神经元集中的部位。心血管中枢分布在脊髓、脑干、下丘脑、小脑和大脑皮质的一定部位。它们功能各异又相互联系，使心血管活动协调一致，并与机体的功能活动相适应。

1. **延髓心血管中枢**　最基本的心血管中枢位于延髓。延髓心血管中枢包括心迷走中枢、心交感中枢以及交感缩血管中枢。正常情况下，延髓心血管中枢经常发放一定的低频冲动，保持一定的紧张性，分别通过心迷走神经、心交感神经和交感缩血管神经调节心血管活动。

安静时，心迷走中枢的紧张性较高，故心率较慢。而剧烈运动或情绪激动时，心交感中枢和交感缩血管中枢的紧张性则升高，使心率加快、心肌收缩力增强、心输出量增加；血管收缩导致外周阻力增大，血压升高。

2. **延髓以上的心血管中枢**　在延髓以上的脑干、下丘脑、小脑和大脑皮质的一定部位都存在与心血管活动有关的神经元。它们相互联系、统一协调，使心血管活动和机体其他功能进行复杂的整合。

（四）心血管反射

当机体处于不同的生理状态或机体内、外环境发生变化时，可引起各种心血管反射，以适应当时机体所处的状态或环境的变化。

1. 颈动脉窦和主动脉弓压力感受性反射　动脉血压变化时，通过压力感受器反射活动，使心输出量和各器官的血管舒缩状况发生相应改变，维持机体稳态，适应环境变化。

（1）反射弧　颈动脉窦和主动脉弓血管外膜下的感觉神经末梢，对突发的血压变化非常敏感，称为动脉压力感受器（图4-15）。颈动脉窦压力感受器的传入神经是窦神经，上行加入舌咽神经；主动脉弓压力感受器的传入神经是主动脉神经，行走于迷走神经干内。它们都进入延髓，投射到延髓内的心迷走中枢、心交感中枢和交感缩血管中枢。传出神经分别是心迷走神经、心交感神经和交感缩血管神经。效应器是心脏和血管（图4-16）。

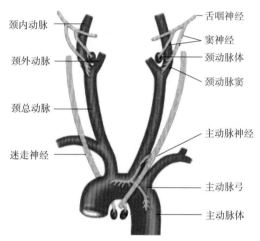

图4-15　颈动脉窦和主动脉弓区压力感受器和化学感受器

（2）反射效应　当动脉血压升高时，压力感受器所受刺激增强，传入神经将冲动传向延髓心血管中枢，使心交感中枢和交感缩血管中枢的紧张性降低，而心迷走中枢的紧张性升高，通过相应的传出神经调节心血管活动，结果使心率减慢、心输出量减少、外周血管阻力降低、动脉血压下降（图4-17）。由于反射是血压升高引起的，反射结果为血压回降，故这一反射又称为减压反射。反之，动脉血压降低导致压力感受器传入冲动减少，使心交感中枢和交感缩血管中枢紧张性升高，心迷走中枢紧张性降低，则心率加快、心输出量增加、外周血管阻力升高、血压回升。

（3）特点及生理意义　压力感受性反射是一种典型的负反馈调节机制。压力感受器对在80～180mmHg范围内变化的血压敏感。当动脉血压低于60mmHg或高于180mmHg时，此反射便失去作用。它能在心输出量、外周血管阻力、血量等发生突然变化的情况下，对动脉血压进行快速调节，使动脉血压不致发生过大的波动。因此，减压反射的生理意义在于缓冲血压的急剧变化，维持动脉血压的相对稳定。

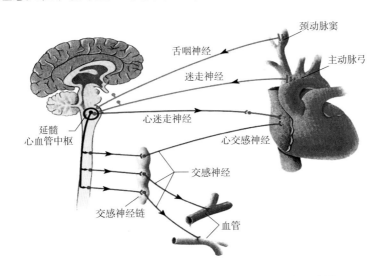

图 4-16　颈动脉窦和主动脉弓压力感受性反射示意图

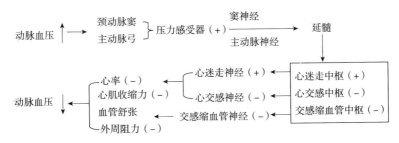

图 4-17　减压反射过程示意图

高尔兹反射

　　用手指压迫眼球至出现胀感，或强烈击打、挤压腹部，可引起心率减慢、血压下降，严重时甚至心跳骤停，称为高尔兹反射（又称眼心反射）。临床上用压迫眼球的方法来抑制窦性心动过速，有一定的疗效。在拳击比赛规则中规定运动员禁止拳击对方腹部，就与该反射有关。

　　2. **颈动脉体和主动脉体化学感受性反射**　在颈总动脉分叉处和主动脉弓区域，存在着一些特殊的感受装置，分别称为颈动脉体和主动脉体（图 4-15），对血液中 O_2、CO_2 以及 H^+ 浓度的改变敏感，称为化学感受器。当血液中缺 O_2、CO_2 分压过高或 H^+ 浓度过高时，可以刺激这些化学感受器，使其兴奋，传入冲动沿窦神经和主动脉神经传入延髓，使延髓内的呼吸中枢和心血管中枢的活动发生改变。它主要引起呼吸加深、加快，同时使心率加快，心输出量增加，外周阻力增大，血压升高。在平时，化学感受性反射对心血管活动和血压并不起明显的调节作用，只有在低氧、窒息、失血、动脉血压过低和酸中毒等情况下才参与对心血管活动的调节。

二、体液调节

心血管活动的体液调节是由血液和组织液中一些化学物质或代谢产物对心血管活动产生的调节作用，包括全身性体液调节和局部性体液调节。

（一）全身性体液调节

1. **肾上腺素与去甲肾上腺素**　血液中的这两种物质主要由肾上腺髓质分泌。肾上腺素与去甲肾上腺素对心血管的作用相似，但又各有特点。肾上腺素对心脏的作用比去甲肾上腺素强，可使心率加快、心肌收缩力加强、心输出量增多、血压升高，临床上常作为"强心药"使用。去甲肾上腺素的缩血管作用则比肾上腺素强，能使除冠状血管以外的所有小动脉强烈收缩，外周阻力显著增加，动脉血压明显升高，故临床上常作为"升压药"使用。

2. **肾素－血管紧张素－醛固酮系统**　肾素由肾脏的球旁细胞分泌，进入血液循环后，催化血浆中的血管紧张素原水解，使其转变为血管紧张素Ⅰ，血管紧张素Ⅰ又可经血管紧张素转换酶的作用转变为血管紧张素Ⅱ，后者可在氨基肽酶的作用下进一步转变为血管紧张素Ⅲ。血管紧张素中最重要的是血管紧张素Ⅱ，其总效应是升高血压。它可使全身的微动脉收缩，外周阻力增大；也可使静脉收缩，回心血量增多。此外，血管紧张素Ⅱ和血管紧张素Ⅲ还可刺激肾上腺皮质合成和释放醛固酮，促进肾脏保钠保水，增加血容量。生理情况下，循环血液中仅有微量的血管紧张素。在大量失血、失水等情况下，血压迅速下降，肾血流量减少，刺激肾球旁细胞大量分泌肾素，使血液中血管紧张素增多，从而促使血压回升和血量增加。

3. **血管升压素**　血管升压素又称抗利尿激素。其主要作用是增强肾脏的远曲小管和集合管壁对水的重吸收，减少尿量（详见第八章）。在机体大量失血、失水等情况下，血液中血管升压素的浓度明显升高，引起血管广泛收缩而升高血压，起到保持血容量和维持动脉血压相对稳定的作用。

4. **心房钠尿肽**　心房钠尿肽又称心钠素，可使血管舒张，外周阻力降低；也可使每搏输出量减少，心率减慢，心输出量减少；此外，还能促进肾脏排水排钠，抑制血管紧张素的活性。故其总的效应是降低血压。

（二）局部性体液调节

1. **激肽**　激肽有强烈的舒血管作用，可参与对血压和局部组织血流的调节。常见的激肽有缓激肽和血管舒张素，它们能增加毛细血管壁的通透性，使局部血流量增多；舒张血管平滑肌，降低血压。

2. **组胺**　在皮肤、肺和肠黏膜组织的肥大细胞中含有大量组胺，当组织受到损伤或发生炎症和过敏反应时释放出来。组胺具有舒张血管、增加毛细血管和微静脉管壁通透性的作用，可导致局部组织水肿。

3. 组织代谢产物　机体组织代谢产生的 CO_2、乳酸、腺苷以及 H^+ 等代谢产物，能扩张局部微动脉和毛细血管前括约肌，增加局部血流量。

三、社会心理因素对心血管活动的影响

人体心血管的活动，除受到自然因素的影响之外，社会心理因素对心血管活动也有明显影响。在社会生活中，社会环境、生活方式、人际关系等社会因素都会引起人的心理活动发生变化，进而影响人的生理功能。不同的人格特征、一些生活事件（如升职加薪、事业受挫、工作压力、离婚丧偶等）、不良生活方式（如过量饮酒、吸烟、吸毒等）均可对心血管活动产生较大的影响。如愤怒时血压升高、受到惊吓时心率加快、羞怯时会颜面潮红（脸部血管扩张）等。长期处于紧张、焦虑状态，或长期心理压力过重、超负荷工作，或平时喜争强好胜、急躁易怒等，这样的人群均易患冠心病、高血压。而这两种病的地区分布显示：城市明显高于农村，都市化、工业化的社会高于发展中的社会。因此，全社会应当高度重视社会心理因素的影响，积极预防心血管疾病的发生。

复习思考题

一、名词解释
心动周期　心率　全心舒张期　搏出量　心输出量　窦性心律　房室延搁　收缩压　脉压　中心静脉压　有效滤过压　减压反射

二、简答题
1. 影响心输出量的因素有哪些？
2. 影响动脉血压的因素有哪些？
3. 试述减压反射的过程及生理意义。

第五章 呼 吸

知识要点

1. 说出呼吸的 3 个环节和呼吸运动类型；简述气体交换的过程、胸膜腔负压的生理意义、O_2 与 CO_2 在血液中运输的形式、肺牵张反射。

2. 叙述实现肺通气的动力、肺通气的阻力、肺通气评价指标。

3. 阐述 PO_2、PCO_2、H^+ 浓度变化对呼吸运动的调节。

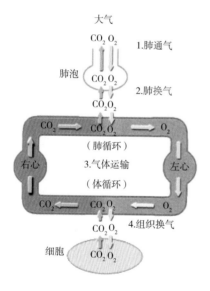

图 5-1 呼吸全过程示意图

机体为了维持生命活动，需要不断地从外界摄取氧气，并排出自身所产生的二氧化碳，这种机体与外界环境之间进行的气体交换过程，称为呼吸。呼吸过程由 3 个连续环节组成（图 5-1）：①外呼吸，包括肺通气（肺与外界环境之间的气体交换过程）和肺换气（肺泡与肺毛细血管之间进行的气体交换过程）；②气体在血液中的运输，即通过血液循环把氧从肺运送到组织，并将二氧化碳由组织运送到肺的过程；③内呼吸或组织呼吸，即组织换气（血液与组织、细胞之间的气体交换过程）。呼吸过程不仅靠呼吸系统来完成，还需要血液循环系统的配合，这种协调配合与机体代谢水平相适应，受到神经和体液因素的调节。

呼吸的生理意义是维持体内氧气和二氧化碳含量的相对稳定，保证组织细胞新陈代谢的正常进行。呼吸过程的任一环节发生障碍，均可能导致组织缺氧和二氧化碳堆积，影响新陈代谢的正常进行和内环境的稳定，甚至危及生命。

第一节 肺通气

肺通气是肺与外界环境之间的气体交换过程。实现肺通气的基本结构包括呼吸道、肺泡、胸廓和胸膜腔等。呼吸道除了有传输气体的功能外，还具有对吸入气体进行加温、加湿、过滤、清洁的作用和引起防御性反射的保护功能；肺泡是肺泡气体与血液气体进行交换的场所；而呼吸肌舒缩引起胸廓的节律性呼吸运动是实现肺通气的动力。

气体进出肺泡取决于两方面因素的影响：一个是推动气体流动的动力，另一个是阻止其流动的阻力。前者必须克服后者，才能实现肺通气。

一、肺通气的动力

肺处于密闭的胸廓中，肺泡经呼吸道与外界相通，气体进出肺泡是由于大气和肺泡气之间存在压力差，气体总是从压力高处流向压力低处。大气压是一个常数，因此这种压力差是肺内压改变导致的。而肺本身不具有主动收缩和舒张的能力，其容积的变化依赖于胸廓的扩大和缩小，而胸廓的扩大和缩小又是通过呼吸运动来实现的。可见大气与肺泡气之间的压力差是肺通气的直接动力，呼吸运动是实现肺通气的原动力。

（一）呼吸运动

由呼吸肌收缩和舒张所引起的胸廓节律性扩大和缩小的运动称为呼吸运动，包括吸气运动和呼气运动。参与呼吸运动的肌肉称为呼吸肌，分为吸气肌和呼气肌。吸气肌收缩使胸廓扩大产生吸气运动，主要有膈肌、肋间外肌，此外还有斜角肌、胸锁乳突肌等辅助吸气肌；呼气肌收缩使胸廓缩小产生呼气运动，主要有肋间内肌和腹肌。机体在不同生理状态下，参与呼吸运动的呼吸肌也不同。

（二）呼吸的类型

1. 平静呼吸和用力呼吸　呼吸运动根据呼吸的深度不同，可分为平静呼吸和用力呼吸两种类型。

（1）平静呼吸　安静状态下，平稳而均匀的呼吸运动称为平静呼吸。每分钟呼吸运动的次数，称为呼吸频率。正常成年人安静时呼吸频率为每分钟 12～20 次。平静吸气时，肋间外肌和膈肌收缩，肋骨和胸骨上提，膈顶下降，使胸廓的前后径、左右径和上下径均扩大，引起胸廓和肺容积增大，肺内压降低并低于大气压时，外界气体入肺，产生吸气。平静呼气时，肋间外肌和膈肌舒张，肋骨、胸骨和膈顶均回位，胸廓和肺容积随之缩小，肺内压升高并高于大气压时，气体排出体外，产生呼气。

平静呼吸的特点：吸气过程是由膈肌和肋间外肌收缩引起，肌肉需要做功，因此吸气是主动过程；而呼气过程则是吸气肌舒张、胸廓回位引起，肌肉不需要做功，是被动过程（图 5-2）。

（2）用力呼吸　机体活动加强时，呼吸用力而加深，称为用力呼吸或深呼吸。用力吸气时，除膈肌、肋间外肌收缩外，斜角肌、胸锁乳突肌等辅助吸气肌也参与收缩，使胸廓和肺容积进一步增大，吸气量增加。用力呼气时，除吸气肌舒张外，还有呼气肌如肋间内肌和腹肌的收缩，使胸廓和肺容积进一步缩小，呼气量增加。

用力呼吸的特点：用力呼吸时，除吸气肌收缩做功外，呼气肌和辅助吸气肌都参与了呼吸运动，因而吸气和呼气均为主动过程。在某些病理情况下（如缺氧或通气阻力增大时），可表现为呼吸运动显著增强，即使用力呼吸仍不能满足机体需求，此时患者会出现鼻翼扇动、主观感觉喘不过气等现象，临床上称为呼吸困难。

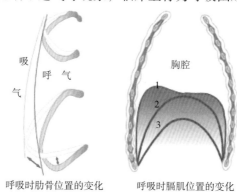

呼吸时肋骨位置的变化　　　　呼吸时膈肌位置的变化

图 5 - 2　呼吸时肋骨和膈肌位置变化示意图

1：平静呼气；2：平静吸气；3：深吸气

2. **胸式呼吸和腹式呼吸**　根据引起呼吸运动的主要肌群不同，又可将呼吸运动分为胸式呼吸和腹式呼吸。

（1）胸式呼吸　以肋间外肌收缩和舒张为主，主要表现为胸壁起伏比较明显的呼吸运动，称为胸式呼吸。

（2）腹式呼吸　以膈肌收缩和舒张为主，主要表现为腹壁起伏比较明显的呼吸运动，称为腹式呼吸。

正常成年人采用的是胸式呼吸和腹式呼吸同时存在的一种混合式呼吸。只有在腹部或胸部活动受限时才表现出以某一种呼吸形式为主。例如出现胸腔积液、胸膜炎等病变时，胸廓活动受限，常表现为腹式呼吸。当出现严重腹水、腹腔巨大肿块或妊娠后期时，膈肌活动受限，常呈现胸式呼吸。

（三）呼吸时肺内压和胸内压的变化

1. **肺内压**　肺内压是指肺泡内的压力，可随呼吸运动发生周期性变化。平静呼吸过程中，吸气初，肺随着胸廓被动扩张，容量增大，肺内压逐渐下降，低于大气压时，气体顺压力差进入肺泡，随着肺内气体不断增加，肺内压又逐渐升高，至吸气末，肺内压与大气压相等，吸气停止。呼气初，肺容量减小，肺内压逐渐升高，高于大气压时，气体呼出，随着肺泡内气体的减少，肺内压又逐渐降低，呼气末，肺内压与大气压再一次相等，呼气停止（图 5 - 3）。

呼吸过程中肺内压变化的程度，视呼吸运动的缓急、深浅和呼吸道是否通畅而定。若呼吸浅慢、呼吸道通畅，则肺内压变化较小；若呼吸深快、呼吸道不够通畅，则肺内压变化较大。

由此可见，肺内压和大气压之间的压力差是推动气体流动的直接动力。呼吸一旦停止，可采用人为的方法改变肺内压，重新建立肺内压和大气压之间的压力差来维持肺通气，恢复自主呼吸。通常临床上将这种人工维持肺通气的方法称为人工呼吸。

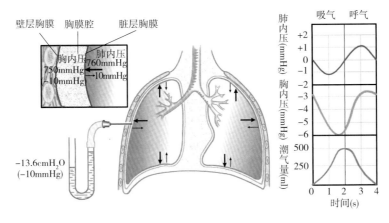

图5-3　呼吸时肺内压、胸内压的变化

人工呼吸

常用的人工呼吸方法有两类：①人工地使胸廓节律性扩大和缩小，从而实现肺通气，即负压呼吸法，如提臂压胸法、压背法等；②利用高压向肺内送入气体，使肺扩张，然后停止输气，肺自然回缩，实现呼气，即正压呼吸法，如人工呼吸机及口对口人工呼吸等。在实施人工呼吸时，首先要保证呼吸道通畅，否则抢救是无效的。

2. 胸膜腔内压　胸膜腔内压是指胸膜腔内的压力，简称为胸内压。胸膜腔是由脏层胸膜和壁层胸膜形成的一个密闭、潜在的腔隙。正常胸膜腔内仅有少量浆液，没有气体。浆液有两种作用：一是润滑作用，减轻呼吸运动时两层胸膜间的摩擦；二是液体产生的内聚力，使两层胸膜紧紧相贴，不易分开（就像两片玻璃之间有水便紧密相贴一样），保证肺能随胸廓的运动而扩大和缩小。

胸内压可用直接法与间接法两种方法测定。直接法是将连接检压计的针头刺入胸膜腔内直接测得（图5-3）；间接法是通过测定食管内压来间接反映。测量表明胸内压通常比大气压低，为负压。平静呼吸时，吸气末胸膜腔内压为 -10 ~ -5mmHg，呼气末胸膜腔内压为 -5 ~ -3mmHg（图5-3）。

胸膜腔内负压的形成主要与作用于胸膜脏层的两种力量有关：一是肺内压，促使肺泡扩张；二是肺的回缩力，促使肺泡缩小。故胸内压应是两种力的代数和，即

$$胸内压 = 肺内压 - 肺回缩力$$

吸气末和呼气末，肺内压等于大气压，若设定大气压为0，则

$$胸内压 = - 肺回缩力$$

由此可见，胸膜腔负压实际上是由肺回缩力造成的。因此，其值也随呼吸运动的过程而变化。吸气时，肺扩张，肺的回缩力增大，胸膜腔负压增大（绝对值增大）；呼气时，肺缩小，肺的回缩力减小，胸膜腔负压也减小（绝对值减小）。为什么平静呼气末

胸内压仍然为负值？这是因为在生长发育过程中，胸廓生长的速度比肺快，胸廓的自然容积大于肺的自然容积，所以从出生后第一次呼吸开始，肺便被充气而始终处于扩张状态，胸内负压也即告形成。因此，即便在胸廓因呼气而缩小时，肺仍处于扩张状态，只是扩张程度小些而已。所以，正常情况下，肺总是表现出回缩倾向，胸内压为负值。

胸膜腔负压的生理意义：①有利于肺的扩张，并使肺随胸廓的运动而运动；②降低心房、腔静脉和胸导管的压力，促进静脉血和淋巴液的回流。临床上将空气进入胸膜腔的现象称为气胸。气胸则使胸内压负压减小或消失，肺因自身的弹性发生回缩而塌陷，难以扩张，进而发生肺通气障碍，导致呼吸、循环功能障碍，严重时将危及生命。

二、肺通气的阻力

肺通气过程中所遇到的阻力称为肺通气的阻力。肺通气的阻力包括弹性阻力和非弹性阻力。平静呼吸时，弹性阻力约占总阻力的70%，非弹性阻力约占30%。

（一）弹性阻力

弹性阻力是指弹性组织在外力作用下变形时所产生的对抗变形的力。肺和胸廓都具有弹性，所以，肺通气的弹性阻力应包括肺弹性阻力和胸廓弹性阻力。

1. **肺弹性阻力** 肺弹性阻力包括肺泡表面张力和肺的弹性回缩力。前者约占肺弹性阻力的2/3，后者约占1/3。

（1）肺泡表面张力 肺泡内壁存在着一层极薄的液体，与肺泡气之间形成液-气界面，由于液体分子间的吸引力大于液体与气体分子之间的吸引力，所以产生了使液体表面积缩小的力，即肺泡表面张力。肺泡表面张力的方向指向肺泡中心，可使肺泡回缩，构成了肺的回缩力（图5-4）。

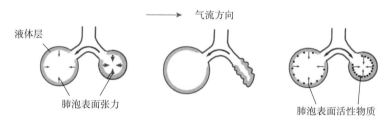

图5-4 肺泡表面张力和肺泡表面活性物质作用示意图

正常肺泡表面还分布着一种可以降低肺泡表面张力的物质，称为肺泡表面活性物质。这种物质是由肺泡Ⅱ型细胞分泌的一种复杂的脂蛋白混合物，主要成分是二棕榈酰卵磷脂。它分布于呼吸膜的最内层（液-气界面），密度随肺泡表面积的增大而减小，即小肺泡密度大、大肺泡密度小。其作用是降低肺泡表面张力，有以下生理意义：①降低吸气的阻力，有利于肺泡的扩张。②维持肺泡的稳定性。由于表面活性物质在大、小肺泡的分布密度差异，使得大、小肺泡内的压力没有明显差异，保持了大、小肺泡容积的稳定性（图5-4）。③防止肺水肿。表面张力的减小可减少肺间质和肺泡内组织液的生成，防止液体在肺泡中聚集形成肺水肿。

知识链接

气胸的诊断及治疗

气胸在临床上分为 3 型：闭合性气胸、张力性气胸及开放性气胸。发生气胸后，胸膜腔内压力升高，胸内负压可变成正压，压缩肺，使静脉回心血流受阻，产生程度不同的心、肺功能障碍。气胸的临床诊断一般不难，X 线胸片检查是诊断气胸的重要方法，大量气胸时可看到典型的气胸征象。治疗的具体措施有保守治疗、胸腔减压（胸腔穿刺抽气或闭式引流）、开胸手术及经胸腔镜手术等。闭合性气胸一般采用保守治疗或胸腔穿刺抽气治疗；张力性气胸及开放性气胸则应尽早行胸腔闭式引流，该方法可确保有效持续排气，一般在锁骨中线外侧第 2 肋间进行插管，插管成功后呼吸困难可迅速缓解，压缩的肺在几小时至数天内复张。若效果不佳时还可采用多管引流、负压吸引闭式引流或开胸修补破口。一般经过正确有效的治疗后，气胸的预后良好。

生理条件下，肺泡表面活性物质不断更新，维持着动态平衡。若病理因素导致肺泡表面活性物质减少，则肺泡表面张力增大，肺弹性阻力增大，吸气阻力增大，可导致肺不张和肺水肿。例如，当成年人患肺炎、肺梗死等疾病时，可因肺泡表面活性物质减少而产生肺不张。

（2）**肺弹性回缩力** 肺组织内含有弹性纤维，具有弹性回缩力。在一定范围内，随着肺逐步扩张，该弹性回缩力也逐渐增大。肺气肿时，弹性纤维被破坏，弹性阻力减小，不利于气体呼出，则表现为呼气困难。可见肺弹性阻力是一种吸气阻力、呼气动力。

2. **胸廓弹性阻力** 胸廓弹性阻力来自胸廓的弹性成分。当胸廓处于自然位置（平静吸气末，肺容量占肺总量的 67%）时，其弹性阻力为零。当胸廓小于自然位置时，其弹性阻力向外，是吸气的动力、呼气的阻力。当胸廓大于自然位置时，其弹性阻力向内，是吸气的阻力、呼气的动力（图 5-5）。所以胸廓的弹性阻力对呼吸起动力作用还是阻力作用，要视其位置而定。

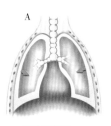 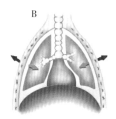 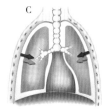

平静吸气末 平静呼气末 深吸气时

图 5-5 不同情况下肺与胸廓弹性阻力关系

3. **肺的顺应性** 弹性阻力的大小通常用顺应性来表示。顺应性是指在外力作用下弹性组织的可扩张性。弹性组织容易扩张则顺应性大,弹性组织不容易扩张则顺应性小。可见,顺应性与弹性阻力两者呈反比关系。在肺充血、肺水肿和肺纤维化等病理情况下,肺组织弹性阻力增大、顺应性减小,因而容易发生呼吸困难。

知识链接

新生儿呼吸窘迫综合征 (IRDS)

在妊娠第18~20周时胎儿的肺泡Ⅱ型细胞已可合成肺泡表面活性物质,但在第30周时才能释放到肺泡表面,以后逐渐增多,至妊娠晚期才大量合成和分泌。某些早产儿,因肺泡Ⅱ型细胞尚未发育成熟,导致肺泡表面活性物质合成和分泌不足而缺乏,使肺泡表面张力过大,发生肺不张,引起上皮坏死、肺泡内表面"透明膜"形成,造成新生儿肺透明膜病,严重时出现新生儿呼吸窘迫综合征,导致死亡。肺泡表面活性物质缺乏是本病的主要原因,临床上可通过抽取羊水来检查肺泡表面活性物质的含量,预测胎儿出生后是否有发生新生儿呼吸窘迫综合征的可能性,以便采取措施预防。例如可延长妊娠时间或用糖皮质激素促进肺泡表面活性物质的合成,也可在出生后立即给予外源性肺泡表面活性物质进行替代治疗。

(二) 非弹性阻力

非弹性阻力包括惯性阻力、黏滞阻力和气道阻力。惯性阻力是气流在发动、变速和换向时,因气流惯性所产生的阻力。平静呼吸时,呼吸频率低、气流速度慢,故惯性阻力小,可忽略不计。黏滞阻力是来自呼吸时肺、胸廓等组织发生相对位移所发生的摩擦力,也较小。气道阻力是气流通过呼吸道时,气体分子间和气体与呼吸道管壁间的摩擦力,是非弹性阻力的主要成分,占80%~90%。影响气道阻力的因素有气道口径、气流速度和气流形式等。气道阻力与气道半径的4次方成反比,因此气道口径是影响气道阻力的主要因素。

三、肺容量和肺通气量

肺容量和肺通气量是衡量肺通气功能的指标。

(一) 肺容量

肺容量是指肺所容纳气体的量。在呼吸周期中,肺容量随着气体的吸入或呼出而发生变化。其变化幅度主要与呼吸深度有关,可用肺量计测定和描计(图5-6)。

1. 潮气量 平静呼吸时,每次吸入或呼出的气体量称为潮气量。正常成人为400~600ml,平均为500ml。深呼吸时潮气量增大。

2. 补吸气量与深吸气量 平静吸气末,再尽力吸气所能吸入的气体量称补吸气量。正常成人为1500~2000ml。补吸气量与潮气量之和称为深吸气量,它是衡量最大通气潜力的重要指标。

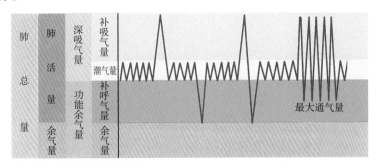

图 5-6　肺容量和最大通气量示意图

3. 补呼气量　平静呼气末，再尽力呼气所能呼出的气体量称补呼气量。正常成人为 900 ~ 1200ml。

4. 余气量和功能余气量　最大呼气末，肺内仍留有不能呼出的气体量，称余气量。正常成年人为 1000 ~ 1500ml。平静呼气末，肺内留存的气体量称为功能余气量。它等于余气量和补呼气量之和。正常成人约为 2500ml。功能余气量的生理意义是能缓冲呼吸过程中肺泡气 PO_2 和 PCO_2 的变化幅度，有利于维持肺换气时血液中 PO_2 和 PCO_2 的相对稳定。

5. 肺活量和时间肺活量　肺活量是指最大吸气后，尽力呼气所能呼出的最大气体量，即潮气量、补吸气量与补呼气量之和。正常成年男性约为 3500ml，女性约为 2500ml。肺活量个体差异较大，只适宜作自身比较。由于测定时不限定呼出时间，故作为肺通气功能指标有不足之处。例如在某些通气功能障碍疾病（如肺弹性降低或气道狭窄）时，肺通气功能已受到明显影响，但延长呼气时间，肺活量仍可在正常范围，故提出时间肺活量的概念。

时间肺活量又称用力呼气量，是指最大吸气后以最大力量和最快速度将气体呼出，测定前 3 秒呼出的气体量占肺活量的百分比。正常人第 1、2、3 秒末的时间肺活量分别为 83%、96%、99%，其中第 1 秒用力呼气量最有意义。时间肺活量是一项动态指标，不仅反映肺容量的大小，而且反映呼吸阻力的变化，是评价肺通气功能的较好指标，已被临床广泛采用。

6. 肺总容量　肺所能容纳的最大气体量称为肺总容量。它是肺活量和余气量之和，其大小有较大的个体差异。正常成年男性平均为 5000ml，女性为 3000ml。

（二）肺通气量

1. 每分通气量　每分通气量指每分钟吸入或呼出肺的气体量。计算公式为：

$$每分通气量 = 潮气量 × 呼吸频率$$

平静呼吸时，正常成年人呼吸频率为 12 ~ 20 次/分，潮气量是 500ml，则每分通气量为 6 ~ 10L。其因性别、年龄、身材和活动量的不同而有所差异。

剧烈活动时，每分通气量增大。以最大限度尽力做深快呼吸，每分钟所能吸入或呼出的最大气体量，称为最大随意通气量。正常成年男性为 100~120L，女性为 70~80L。最大随意通气量代表发挥通气功能最大潜力所能达到的通气量，是用来判定一个人的通气贮备能力的一项重要指标。

2. 肺泡通气量 吸气时只有进入肺泡的气体才能与血液进行气体交换。但在呼吸过程中，吸入气体总有一部分留在鼻、咽、喉、气管、支气管等处，这部分气体对气体交换来说是无效的，故将这部分呼吸道容积称为解剖无效腔，其容积约为 150ml。即使进入肺泡的气体也可因血流在肺内分布不均而未能与血液进行气体交换，把这部分肺泡容量称为肺泡无效腔。解剖无效腔和肺泡无效腔合称为生理无效腔。正常人肺泡无效腔接近零，故生理无效腔与解剖无效腔基本相等。肺泡通气量指每分钟吸入肺泡与血液进行气体交换的气体量。计算公式如下：

肺泡通气量 =（潮气量 - 解剖无效腔气量）×呼吸频率

经计算，正常人安静时，肺泡通气量约为 4200ml，相当于每分通气量的 70% 左右。解剖无效腔气量为一常数，潮气量和呼吸频率变化时，对每分通气量和肺泡通气量的影响是不同的。如果潮气量减半而呼吸频率加倍或潮气量加倍而呼吸频率减半，每分通气量可保持不变，但肺泡通气量却发生显著变化。不同呼吸形式的气体交换效率是不同的，深慢呼吸比浅快呼吸效果更好（表 5 - 1）。

表 5 - 1 不同呼吸形式时的通气量（ml/min）

呼吸形式	潮气量（ml）	呼吸频率（次/分）	每分通气量（ml）	肺泡通气量（ml）
平静呼吸	500	12	6000	4200
浅快呼吸	250	24	6000	2400
深慢呼吸	1000	6	6000	5100

第二节 气体的交换与运输

气体的交换包括肺换气和组织换气。肺换气是指肺泡与肺泡毛细血管血液之间 O_2 和 CO_2 的交换，组织换气指血液与组织细胞之间进行的 O_2 和 CO_2 的交换。

一、气体交换的原理

（一）气体交换的方式

肺换气和组织换气都是以气体扩散的方式进行的。气体分子总是由分压高处向分压低处移动，直至两处压力相等，这种过程称为扩散。气体扩散速率与分压差和溶解度等因素有关。

（二）气体交换的动力

在混合气体的总压力中，某种气体所占有的压力称为该气体的分压。气体交换的动力是某气体在两个区域之间的分压差。分压差的大小决定气体交换的方向和交换量的多少。人在安静状态下，肺泡气、动脉血、静脉血、组织中的 PO_2（氧分压）和 PCO_2（二氧化碳分压）见表 5 - 2。

表 5 - 2　肺泡气、血液和组织中的 PO_2 和 PCO_2 ［ kPa（mmHg）］

	肺泡气	静脉血	动脉血	组织
PO_2	13.9（104）	5.3（40）	13.3（100）	4.0（30）
PCO_2	5.3（40）	6.1（46）	5.3（40）	6.7（50）

二、气体交换的过程

（一）肺换气

由于肺泡气的 PO_2 总是高于静脉血的 PO_2，而 PCO_2 总是低于静脉血的 PCO_2，因此当静脉血流经肺时，在分压差的驱动下，O_2 由肺泡向血液扩散，CO_2 从血液向肺泡扩散，结果使静脉血变为动脉血（图 5 - 7）。通常一次心动周期中，血液流经肺毛细血管的时间平均为 0.7 秒，而肺换气仅需 0.3 秒即可完成，当静脉血流经肺毛细血管全长的 1/3 时，气体交换已基本完成。因此，肺换气功能具有很大的潜力。

（二）组织换气

组织细胞在代谢过程中不断消耗 O_2 和产生 CO_2，使组织中的 PO_2 低于动脉血的 PO_2，PCO_2 高于动脉血的 PCO_2。因此，在分压差的驱动下，O_2 由动脉血向组织扩散，CO_2 从组织向血液扩散，结果使动脉血变为静脉血（图 5 - 8）。组织换气速率与组织代谢水平成正比。

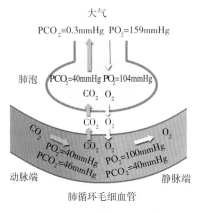

图 5 - 7　肺换气示意图

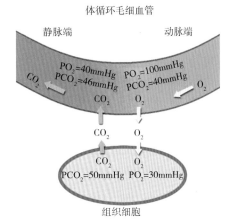

图 5 - 8　组织换气示意图

（三）影响肺换气的因素

肺换气主要受气体分压差的影响，此外还受到呼吸膜厚度和面积以及通气/血流比值的影响。

1. **呼吸膜的厚度和面积**　肺泡与毛细血管血液之间进行气体交换时所通过的结构称为呼吸膜（图5-9）。正常呼吸膜由6层结构组成，虽然呼吸膜有6层结构，但却很薄，总厚度不到$1\mu m$，有的部位只有$0.2\mu m$，故通透性很大，气体分子很容易扩散通过。气体扩散速率与呼吸膜厚度成反比，与扩散面积成正比。正常成人有3亿个肺泡，肺总扩散面积约$70m^2$，有效扩散面积为$40m^2$。呼吸膜良好的通透性和相当大的面积储备保证了气体的迅速交换。病理条件下，如肺水肿、肺纤维化时，呼吸膜增厚，单位时间内气体交换量减少，患者出现呼吸困难。肺不张、肺气肿、肺实变或肺毛细血管阻塞均可造成呼吸膜面积减少，肺换气量降低。

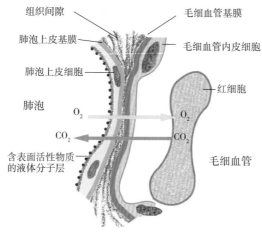

图5-9　呼吸膜示意图

2. **通气/血流比值**　通气/血流比值是指每分钟肺泡通气量（V_A）与每分钟肺血流量（Q）之间的比值（V_A/Q）。正常人安静时，肺泡通气量为4.2L，肺血流量等于心输出量，约为5L，故V_A/Q为0.84。此时两者比例合适，流经肺毛细血管的血液与肺泡气之间进行最充分的气体交换，换气效率最高。若比值增大或减小都将使换气效率降低（图5-10）。如果V_A/Q比值增大，可能通气过多或血流不足（如肺动脉栓塞时），部分肺泡气未能与血液交换，导致肺泡无效腔增大；反之，V_A/Q比值减小，表明肺通气不足（如支气管痉挛、肺实变、肺不张时）或血流过剩，使得部分静脉血未能得到更新，犹如发生了动-静脉短路，称为功能性动-静脉短路。肺气肿患者，由于细支气管阻塞和肺泡壁的破坏，上述两种V_A/Q比值异常都可以存在，致使肺换气效率明显降低。因此，肺气肿是临床上造成肺换气功能异常最常见的疾病。

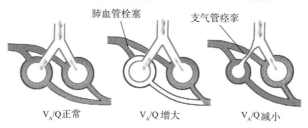

图5-10　通气/血流比值及其变化示意图

三、气体在血液中的运输

在呼吸过程中，从肺泡扩散入血液的 O_2 和从组织扩散入血液的 CO_2，都必须经过血液循环来运输。O_2 和 CO_2 在血液中的运输有物理溶解和化学结合两种形式，其中以化学结合形式为主。物理溶解的气体量虽然很少，但却非常重要，因为气体必须首先经物理溶解形式，才能以化学结合形式运输。物理溶解和化学结合两者之间存在着动态平衡。

（一）氧的运输

1. **物理溶解**　气体的物理溶解量与分压和溶解度成正比，与温度成反比。血液中氧的溶解度极低，以物理溶解形式存在于血液中的 O_2 量，仅占血液总 O_2 含量的 1.5% 左右。

2. **化学结合**　氧在血液中的结合形式是与红细胞内血红蛋白（Hb）结合形成氧合血红蛋白（HbO_2），化学结合的 O_2 量占血液总 O_2 含量的 98.5% 左右。

Hb 与 O_2 结合反应快，呈可逆性；HbO_2 中的铁为亚铁，所以结合属于氧合，而不是氧化；结合主要受 PO_2 的影响。当血液流经 PO_2 较高的肺泡时，Hb 与 O_2 结合，形成 HbO_2；当血液流经 PO_2 较低的组织时，HbO_2 迅速解离，释放 O_2 成为去氧 Hb。

$$Hb + O_2 \xrightleftharpoons[PO_2 \text{ 低}]{PO_2 \text{ 高}} HbO_2$$

HbO_2 呈鲜红色，去氧 Hb 呈紫蓝色。当体表表浅毛细血管床血液中去氧血红蛋白量达 50g/L 时，皮肤、甲床或黏膜出现青紫色，称为发绀。发绀一般标志着机体缺氧，但发绀时机体并不一定都存在缺氧，缺氧时也不一定都出现发绀。

（二）二氧化碳的运输

1. **物理溶解**　血液中 CO_2 的溶解度比 O_2 大，但 100ml 血液中 CO_2 的溶解量也不超过 3ml，以物理溶解形式存在于血液中的 CO_2 量仅占血液中总 CO_2 含量的 5%。

2. **化学结合**　血液中 CO_2 的化学结合形式有两种：一是碳酸氢盐的形式，占总量的 88%，是 CO_2 运输的主要形式；二是氨基甲酸血红蛋白的形式，约占总量的 7%。

（1）碳酸氢盐　从组织扩散入血的 CO_2 首先溶解于血浆，而后绝大部分经扩散进入红细胞，由于红细胞中含有丰富的碳酸酐酶（CA），故 CO_2 迅速与水结合生成 H_2CO_3，H_2CO_3 再解离为 H^+ 和 HCO_3^-（图 5－11）。当红细胞内 HCO_3^- 浓度升高时，极易透过细胞膜向血浆扩散，同时 Cl^- 扩散进入红细胞，以维持细胞内外的正负离子平衡，此过程为氯转移。H_2CO_3 解离所生成的 H^+ 则与去氧血红蛋白结合而被缓冲。在肺部，上述反应向相反方向进行，CO_2 从红细胞扩散溶解于血浆，最终进入肺泡被呼出。

（2）氨基甲酰血红蛋白　少部分 CO_2 与 Hb 的自由氨基结合形成氨基甲酰血红蛋白（HHbNHCOOH）。这一过程无需酶的催化，反应迅速、可逆，主要调节因素是血红蛋白的氧合作用。去氧血红蛋白酸性低，容易与 CO_2 直接结合，而氧合血红蛋白酸性高，不

易与 CO_2 直接结合。因而，当血液流经组织时，氧合血红蛋白解离释放出 O_2，迅速与 CO_2 结合形成氨基甲酰血红蛋白；血液流经肺部时，血红蛋白与 O_2 结合成氧合血红蛋白，CO_2 被释放出来。氨基甲酰血红蛋白形式仅占 CO_2 运输总量的 7%，但其释放的 CO_2 却占 CO_2 排出总量的 20%~30%，说明这种运输形式效率较高。

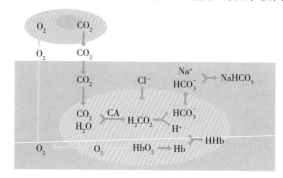

图 5－11　CO_2 在血液中的运输

第三节　呼吸运动的调节

呼吸运动是一种受意识控制的节律性活动，其深度和频率可随机体内、外环境的改变而改变。例如劳动或运动时，代谢增强，呼吸加深加快，肺通气量增大，机体可摄取更多的 O_2，排出更多的 CO_2，以适应代谢的需求。呼吸节律的形成和这种适应性改变都是通过呼吸功能的调节来实现的。

一、呼吸中枢与呼吸节律

（一）呼吸中枢

呼吸中枢是指中枢神经系统内产生和调节呼吸运动的神经元群。呼吸中枢广泛分布在大脑皮质、间脑、脑桥、延髓和脊髓等部位，虽然它们各自的作用和地位有所不同，但各级中枢能密切联系、相互协调，共同完成对节律性呼吸运动的形成和调控。正常节律性呼吸运动是在各级呼吸中枢的相互配合、相互制约下共同完成的。

1. 脊髓　脊髓有支配呼吸肌的运动神经元，它们发出膈神经和肋间神经分别支配膈肌和肋间肌的活动。呼吸肌在相应的神经元支配下，产生节律性呼吸运动。动物实验观察到，若在脊髓和延髓之间横切动物的脑干（图 5－12，A 平面），只保留脊髓时，呼吸运动立即停止，并不再恢复，说明产生节律性呼吸运动的中枢并不在脊髓，脊髓只是联系高位呼吸中枢和呼吸肌之间的中继站。

2. 延髓　延髓是调节呼吸运动的基本中枢，当破坏动物延髓后，呼吸运动立即停止。若在延髓和脑桥之间横切动物的脑干（图 5－12，B 平面），保留延髓和脊髓，动物可存在节律性的呼吸运动，但呼吸节律不规则，呈喘息样呼吸，说明延髓是产生节律性呼吸的基本中枢。延髓的呼吸神经元主要集中分布在背内侧和腹外侧两个区域，分别称为背侧呼吸组（DRG）和腹侧呼吸组（VRG）。背侧呼吸组大多数属于吸气神经元，主要作用是使吸气肌收缩而引起吸气。腹侧呼吸组含有多种类型的呼吸神经元，主要作用是使呼气肌收缩而引起主动呼气。

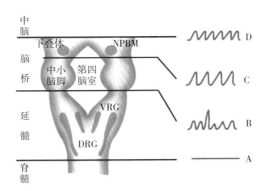

图 5－12　脑干内呼吸核团和在不同平面
横断脑干后呼吸的变化

3. 脑桥　脑桥内呼吸神经元相对集中在臂旁内侧核（NPBM）和 Kölliker – Fuse（KF）核，二者合称为 PBKF 核群。主要为呼气神经元，它们与延髓呼吸神经元之间有广泛的双向联系。在动物的脑桥和中脑之间横切脑干（图 5 – 12，D 平面），保留延髓、脑桥与脊髓，动物呼吸节律无明显变化。如果在脑桥上、中部之间横切脑干（图 5 – 12，C 平面），动物的呼吸将变深变慢，若再切断双侧迷走神经，吸气便更加延长。这一结果说明脑桥存在着抑制吸气的中枢结构，调整呼吸的频率和深度，称为呼吸调整中枢。呼吸调整中枢能控制延髓吸气神经元的兴奋性，抑制吸气神经元的活动，防止吸气过深过长，促使吸气向呼气转化。可见，正常呼吸节律的维持有赖于延髓和脑桥的共同完成。

4. 大脑皮层　呼吸运动还受脑桥以上中枢的影响，如大脑皮质、边缘系统、下丘脑等，特别是大脑皮质对呼吸运动的控制作用比较显著。大脑皮质可控制呼吸运动神经元的活动以保证其他活动的进行，例如说话、唱歌、吹奏乐器、咳嗽、吞咽、排便等。又如，在一定限度内的随意屏气或呼吸加深加快也是靠大脑皮质的控制而实现的。

（二）呼吸节律的形成

呼吸节律源于下位脑干，主要在延髓，但其形成的机制尚未完全阐明。目前比较公认的是神经元网络学说（图5 – 13）。该学说认为，在延髓有"吸气运动发生器"和"吸气切断机制"作用的神经元。当中枢吸气活动发生器自发地兴奋时，其冲动传至脊髓吸气运动神经元，引起吸气动作。与此同时，发生器的兴奋可通过 3 条途径使吸气切断机制兴奋：①加强脑桥呼吸调整中枢的活动；②增加肺牵张感受器传入冲动；③直接兴奋吸气切断机制。当吸气切断机制被激活（达到一定阈值）后，以负反馈形式终止吸气活动发生器的活动，使吸气停止，转为呼气。当吸气切断机制活动减弱时，吸气活动再次发生，如此周而复始。

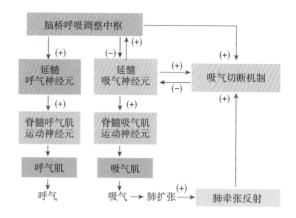

图 5-13 呼吸节律形成原理示意图

二、呼吸的反射性活动

呼吸中枢可以接受许多内、外感受器的传入冲动，反射性地调节呼吸的深度和频率。

（一）肺牵张反射

由肺扩张或肺缩小引起吸气抑制或吸气兴奋的反射，称为肺牵张反射或黑-伯反射，包括肺扩张反射和肺缩小反射。肺牵张反射过程是：吸气使肺扩张到一定容积时，牵拉刺激了存在于支气管和细支气管平滑肌的肺牵张感受器，兴奋冲动沿迷走神经传入延髓，抑制吸气性神经元活动，使吸气被抑制，转为呼气；呼气时，肺缩小，肺牵张感受器受到的刺激减弱，传入冲动减少，解除了对吸气神经元的抑制，吸气神经元再次兴奋，进入另一个呼吸周期（图 5-14）。

肺牵张反射是一种负反馈调节，其生理意义是使吸气不致过深过长，促进吸气转为呼气。它与脑桥的呼吸调整中枢共同调节呼吸的频率和深度。在动物实验中，切断动物两侧迷走神经后，吸气过程延长，呼吸变深变慢。

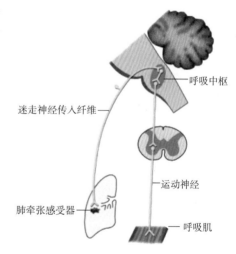

图 5-14 肺牵张反射示意图

（二）化学感受性反射

化学因素对呼吸运动的调节，称为化学感受性反射。这里的化学因素主要指动脉血或脑脊液中 O_2、CO_2 和 H^+。机体通过呼吸运动调节血液中 O_2、CO_2 和 H^+ 的水平，动脉血中 O_2、CO_2 和 H^+ 的变化通过化学感受性反射调节呼吸运动，从而达到内环境中这些化学因素的稳态和保证新陈代谢的正常进行。

1. **化学感受器** 参与呼吸运动调节的化学感受器根据所在部位的不同，分为外周化学感受器和中枢化学感受器两种。

（1）**外周化学感受器** 外周化学感受器位于颈动脉体和主动脉体，可感受动脉血 PO_2、PCO_2 及 H^+ 浓度的变化。当动脉血 PO_2 降低、PCO_2 升高或 H^+ 浓度升高时，外周化学感受器受到刺激而兴奋，冲动分别沿舌咽神经和迷走神经传入延髓，兴奋延髓呼吸中枢，反射性引起呼吸加深加快。其中，颈动脉体对呼吸中枢的影响较大，而主动脉体在循环系统的调节方面较为重要。

（2）**中枢化学感受器** 中枢化学感受器位于延髓腹外侧部的浅表部位，其生理刺激是脑脊液和局部细胞外液中的 H^+，而不是 CO_2。但血液中的 CO_2 能迅速透过血脑屏障进入脑脊液，并与其中的 H_2O 在碳酸酐酶的作用下形成 H_2CO_3，H_2CO_3 进一步解离出 H^+，H^+ 刺激中枢化学感受器，兴奋延髓呼吸中枢反射性地引起呼吸加强（图 5 – 15）。而血液中的 H^+ 不易通过血脑屏障，故血液中 H^+ 浓度的变化对中枢化学感受器的直接作用较小。

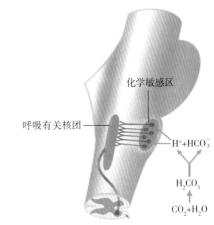

化学敏感区
呼吸有关核团
$H^+ + HCO_3^-$
H_2CO_3
$CO_2 + H_2O$

图 5 – 15　PCO_2 升高刺激呼吸的中枢机制

2. **CO_2、O_2 和 H^+ 对呼吸运动的调节**

（1）**CO_2 对呼吸运动的调节** CO_2 是呼吸的生理性刺激物，是调节呼吸运动最重要的化学因素。麻醉动物或人，当动脉血液中 PCO_2 明显降低时，可出现呼吸暂停的现象。人若过度通气，CO_2 排出过多，肺泡气 PCO_2 下降，动脉血中 PCO_2 也下降，使呼吸中枢兴奋性降低。若适当地增加吸入气中 CO_2 浓度，可使呼吸运动增强，肺通气量增多。当吸入气中 CO_2 的含量由正常的 0.04% 增加到 1% 时，呼吸开始加深；当吸入气中 CO_2 含量增加到 4% 时，呼吸频率也增加，使肺通气量增加 1 倍；但当吸入气中 CO_2 含量超过 7% 时，肺通气量的增大已不足以将 CO_2 完全清除，血中 PCO_2 明显升高，则出现呼吸困难、头痛、头昏等症状；若吸入气中 CO_2 含量超过 15% ~ 20% 时，呼吸反而受到抑制，肺通气量将显著降低，引起惊厥、昏迷，甚至呼吸停止。可见，血液中维持一定浓度的 CO_2 对维持呼吸中枢的兴奋性是必要的。

CO_2 对呼吸运动的兴奋作用是通过两条途径实现的，一是刺激中枢化学感受器，二是刺激外周化学感受器，反射性地使呼吸加深、加快，肺通气量增加。但以刺激中枢化学感受器为主，约占总效应的 80%。

（2）**O_2 对呼吸运动的调节** 当吸入气 PO_2 降低时，呼吸加深加快，肺通气量增加。低 O_2 对呼吸的兴奋作用完全是通过外周化学感受器实现的。低 O_2 对呼吸中枢的直接作用是抑制，而且这种抑制作用随着低 O_2 程度加重而逐渐加强。轻、中度低 O_2 时，来自外周化学感受器的传入冲动，对呼吸中枢的兴奋作用可对抗其直接抑制作用，表现为呼吸运动加深加快，吸入更多的 O_2 来纠正机体低 O_2；重度低 O_2 时，外周化学感受器的兴奋效应不足以抵消低 O_2 对中枢的直接抑制作用，将出现呼吸抑制，甚至呼吸停止。故临床上给 O_2 治疗时，应采取低浓度持续给 O_2 的方法。

知识链接

陈－施呼吸

陈－施呼吸又称潮式呼吸，其特征是呼吸逐渐加快增强又逐渐减弱减慢，与呼吸暂停交替出现，每个周期为 45 秒～3 分钟。其形成机制是：某种因素刺激呼吸使呼吸加快增强，肺通气过多，呼出的 CO_2 增多，因此肺泡气中 PCO_2 降低，血中 PCO_2 降低。后者又使呼吸中枢活动减弱，呼吸变浅变慢，甚至停止，随后血中的 PCO_2 升高，呼吸活动再次加强。陈－施呼吸是中枢性呼吸障碍的象征，主要原因是心力衰竭时的肺－脑循环时间延长和呼吸中枢对刺激的敏感性增强所致。

（3）H^+ 对呼吸运动的调节　当动脉血中 H^+ 浓度升高时，可使呼吸运动加深加快，肺通气量增加；反之，当动脉血中 H^+ 浓度降低时，使呼吸运动减慢减弱，肺通气量减少。如代谢性酸中毒患者，呼吸运动加强；代谢性碱中毒患者，呼吸运动减弱。H^+ 对呼吸运动的调节作用主要是通过刺激外周化学感受器实现的。

（三）防御性呼吸反射

当呼吸道黏膜受到机械或化学刺激时，引起一些有保护作用的防御性呼吸反射，例如咳嗽反射和喷嚏反射等。这些反射活动在机体的防御、保护方面起着一定的作用。

复习思考题

一、名词解释

呼吸　肺通气　肺换气　肺活量　每分通气量　肺泡通气量　通气/血流比值

二、简答题

1. 胸膜腔负压是如何形成的？有何生理意义？
2. 二氧化碳分压升高、H^+ 浓度升高及低氧对呼吸运动有何影响？为什么？

第六章　消化和吸收

　知识要点

1. 描述消化和吸收的概念；说出消化的方式。
2. 阐述胃液、胰液、胆汁的成分及作用。
3. 说出胃和小肠的运动形式及意义；说出消化器官的神经支配及作用。

生物体的生命活动依赖于新陈代谢。人体在新陈代谢过程中需要从外界摄取各种营养物质，包括蛋白质、脂肪、糖类、维生素、无机盐和水。其中水、无机盐和大多数维生素可以直接吸收利用，而蛋白质、脂肪和糖类是大分子有机物，不能直接被吸收，必须经过消化系统的加工处理，使之变成小块的、溶于水的小分子物质才能被吸收。食物在消化管内被加工分解为小分子物质的过程称为消化。消化后的小分子物质以及维生素、无机盐和水透过消化道黏膜进入血液和淋巴的过程称为吸收。

食物的消化包括机械性消化和化学性消化两种方式：前者是通过消化道的运动将食物切割、磨碎，使之与消化液充分混合，并将其向消化道远端推送的过程；后者是通过消化液中各种消化酶的作用，将食物中的大分子物质分解为可被吸收的小分子物质的过程。两种消化同时进行，相互配合，共同协调地完成对食物的消化作用。

第一节　口腔内消化

消化从口腔开始。在口腔内食物被咀嚼、磨碎，同时经舌的搅拌与唾液混合形成食团，通过吞咽经食管入胃。虽然食物在口腔内停留时间很短，只有少量淀粉被初步分解，但通过食物对口腔的刺激可反射性引起胃肠活动加强和消化液分泌增加。

一、唾液的成分及作用

唾液是由唾液腺分泌的无色无味近中性的低渗液体（pH 接近 7.0）。其中水占 99%，其余为无机盐、黏蛋白、唾液淀粉酶、溶菌酶等。

唾液的主要作用有：①湿润口腔和溶解食物，便于说话、吞咽和产生味觉。②清洁和保护口腔：唾液可溶解和冲洗牙缝里的食物碎屑，稀释有害物质。③抗菌作用：溶菌酶具有杀菌作用。④消化作用：唾液中的淀粉酶可使食物中的淀粉分解为麦芽糖。如果唾液分泌过少（如高热患者），应注意口腔护理。

二、咀嚼和吞咽

1. **咀嚼** 通过咀嚼肌群的协调活动将食物磨碎，与唾液混合形成食团，使之易于吞咽。同时还能加强食物对口腔内各种感受器的刺激，反射性地引起胃液、胰液、胆汁的分泌和消化道的运动，以加强后继的消化。因此，"细嚼慢咽"有利于消化。

2. **吞咽** 吞咽是把口腔内的食团经咽和食管送到胃的过程。吞咽可随意发动，但整个过程是一个复杂的高度协调的反射活动。可分3个阶段：口腔阶段、咽部阶段、食管阶段。最后食物经食管蠕动送入胃。蠕动是消化道平滑肌共有的一种运动形式，是消化道平滑肌按顺序舒张和收缩并向前推进的波形运动（图6-1）。

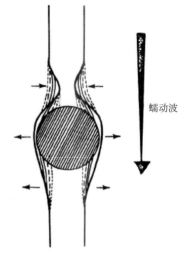

蠕动波

图6-1 食道蠕动波示意图

第二节 胃内消化

胃有储存和消化食物两方面的功能。食物在胃内经过机械性和化学性消化形成食糜，然后被逐步排入十二指肠。

一、胃液的主要成分及作用

纯净的胃液是无色的酸性液体，pH为0.9~1.5。正常成人每日分泌量为1.5~2.5L，胃液的成分除水外，主要有盐酸、胃蛋白酶原、黏液和内因子。

1. **盐酸** 胃内盐酸又称胃酸，由胃腺壁细胞所分泌。其主要生理作用是：①激活无活性的胃蛋白酶原，使其变为有活性的胃蛋白酶，并为其提供适宜的酸性环境；②分解食物中的结缔组织和肌纤维，使食物中的蛋白质变性，易于被消化；③杀死随食物入胃的细菌；④与钙和铁结合形成可溶性盐，促进它们吸收；⑤胃酸进入小肠可促进胰液和胆汁的分泌。

2. **胃蛋白酶原** 胃蛋白酶原在pH<5.0的酸性环境中可转变为有活性的胃蛋白酶。其最适pH为2~3。胃蛋白酶能使蛋白质水解生成际、胨和少量多肽。

3. **黏液** 位于胃腺开口之间的黏液细胞在受到食物的化学或机械刺激时，可分泌大量黏液，形成松软的凝胶层，覆盖于胃黏膜表面。表面黏液细胞分泌的 HCO_3^- 也渗入到此凝胶层中，形成黏液-碳酸氢盐屏障，可减少粗糙食物对胃黏膜的机械性损伤和防止胃酸及胃蛋白酶对胃壁的消化。

4. **内因子** 是由壁细胞分泌的一种糖蛋白。它能与食物中的维生素 B_{12} 结合形成复合物，促进维生素 B_{12} 在回肠吸收。

二、胃的运动

食物在胃内的机械性消化是通过胃运动实现的。

（一）胃的运动形式

1. **容受性舒张**　进食时食物刺激咽和食管等处的感受器，反射性地引起胃底和胃体部的平滑肌舒张称为容受性舒张。胃内无食物时胃容积为 0.05L。进食后，由于胃的容受性舒张，胃容积可增大到 1.0 ~ 2.0L，结果使胃能接纳大量食物，而胃内压并无明显变化。

2. **紧张性收缩**　胃壁平滑肌经常处于一定程度的持续收缩状态，称为紧张性收缩。空腹时胃就有一定的紧张性，使胃保持一定的形状和位置。进食后胃的紧张性收缩逐渐加强，使胃内压升高，有利于胃液渗入食物而进行化学性消化。如果胃的紧张性收缩过低，则易导致胃下垂或胃扩张。

3. **蠕动**　食物入胃后大约 5 分钟便开始蠕动。蠕动波从胃的中部开始，并有节律地向幽门方向推进，约每分钟 3 次。其生理意义是磨碎食物，使食物与胃液混合形成食糜，并将食糜逐步推入十二指肠（图6 -2）。

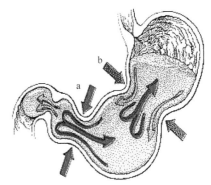

图 6 -2　胃蠕动示意图

（二）胃排空及影响因素

食糜由胃排入十二指肠的过程称胃排空。一般进食后 5 分钟左右就开始胃排空。胃排空的速度与食物的化学组成、物理性状和胃的运动情况有关。一般情况下，流质或小块食物排空较快，黏稠或大块食物排空较慢。在三大营养物质中，糖类的排空最快，蛋白质次之，脂肪最慢。混合食物完全排空需 4 ~ 6 小时。

由于只有当胃内食物被分解成足够小的颗粒时，才能顺利通过幽门括约肌，因此食糜通过幽门的数量取决于其颗粒大小。所以多咀嚼食物有利于食物在胃内的消化与排空。

第三节　小肠内的消化

食糜由胃进入十二指肠，开始小肠内的消化。由于胰液、胆汁及小肠液的化学性消化作用，以及小肠运动的机械性消化作用，食物的消化在小肠基本完成，经过消化的营养物质也大部分在小肠吸收。因此小肠是消化与吸收的最重要部位。

一、胰液的成分及作用

胰液是胰腺分泌的无色碱性液体。pH 为 7.8～8.4，正常成人每日分泌量为 1～2L。主要成分有水、碳酸氢盐和多种消化酶。

1. 碳酸氢盐　主要作用是中和进入十二指肠的胃酸，并保护肠黏膜免受胃酸的侵蚀，同时为小肠内各种消化酶提供适宜的碱性环境。

2. 胰淀粉酶　可将淀粉分解为麦芽糖。

3. 胰脂肪酶　可将脂肪分解为甘油、甘油一酯和脂肪酸。

4. 胰蛋白酶原和糜蛋白酶原　这两种酶原都是以无活性的酶原形式存在于胰液中。进入小肠腔后，在小肠液中肠激酶的作用下，胰蛋白酶原被激活为胰蛋白酶。而胰蛋白酶又可激活胰蛋白酶原和糜蛋白酶原。这两种酶都能将蛋白质分解为䏡和胨。两种酶共同作用于蛋白质时，可使其分解为小分子的多肽和氨基酸。

由于胰液含有的消化酶种类最多，因而胰液是最重要的消化液。当胰液缺乏时即使其他消化液分泌正常，食物中的脂肪和蛋白质仍不能完全被消化。

二、胆汁的成分及作用

胆汁由肝细胞分泌，并且是连续不断地分泌。在非消化期，胆汁生成后主要流入胆囊储存；在消化期，胆囊收缩将胆汁排入十二指肠。

胆汁是浓稠有苦味的液体，由肝细胞直接分泌的肝胆汁为金黄色，pH 为 7.8～8.6；胆囊胆汁因被浓缩而颜色加深。胆汁中除 97% 是水外，还有胆盐、磷脂、胆固醇、胆色素等有机物及 Na^+、Cl^-、K^+、HCO_3^- 等无机物。

1. 胆盐　胆盐占胆汁中固体成分的 50%，对脂肪的消化和吸收起重要作用。其主要作用有：①使脂肪乳化成极小的微粒，增加脂肪与脂肪酶的作用面积，有利于脂肪分解。②胆盐形成的混合微胶粒，使不溶于水的脂肪酸、甘油一酯及脂溶性维生素等处于溶解状态，并将它们转运到小肠黏膜而被吸收。

2. 磷脂　磷脂中主要是卵磷脂，占胆汁固体成分的 30%～40%。它有乳化脂肪的作用，并参与混合微胶粒的形成。

3. 胆固醇　为体内脂肪代谢产物之一，占胆汁固体成分的 4%，不溶于水而溶解于微胶粒的内部。如胆汁中的胆固醇含量超过微胶粒的溶解能力，即胆固醇过饱和，则易于在胆汁中形成胆固醇结晶。后者在胆道或胆囊中可促进胆固醇结石的形成。

4. 胆色素　胆色素占胆汁固体成分的 2%，是血红蛋白的代谢产物。主要的胆色素是胆红素，呈金黄色。

胆囊具有储存与浓缩胆汁的作用。消化期，在神经、体液因素的作用下，胆囊收缩，将储存的胆汁排放到十二指肠内。肝脏、胆道疾病患者，因胆汁排放减少或受阻，会出现脂肪消化不良和吸收障碍。

三、小肠液的成分及作用

小肠液由十二指肠腺和小肠腺分泌。在十二指肠，小肠液为黏稠的碱性液体，pH

为 8.2~9.3，能保护十二指肠黏膜免受胃酸的侵蚀。小肠腺分泌含大量水和电解质的等渗溶液，其分泌量为每日 1.8L，是小肠液的主要部分，呈弱碱性，pH 为 7.5~8.0。从小肠腺分泌入肠腔内的消化酶只有肠激酶一种，它能激活胰蛋白酶原。但在小肠黏膜上皮表面，特别是绒毛的上皮表面含有各种消化酶，如肽酶、脂肪酶和双糖酶等，它们对进入上皮细胞内的消化产物进行再消化。

四、小肠的运动

小肠的运动形式除持续的紧张性收缩外，在消化期还有两种主要的运动形式，即分节运动和蠕动，它们都是发生在紧张性收缩基础上的。

1. 紧张性收缩 小肠平滑肌的紧张性收缩是小肠运动的基础。紧张性收缩增强，有利于小肠内容物的混合与推进；紧张性收缩减弱，肠管容易扩张，肠内容物的混合与推进均延缓。

2. 分节运动 当食糜充盈时肠壁的牵张刺激可引起该段肠管一定间隔距离的环形肌同时收缩，将小肠分成许多邻接的小节段。随后原来收缩的部位发生舒张，而原来舒张的部位发生收缩。如此反复进行，使小肠内的食糜不断被分割，又不断地混合。小肠的这种运动形式称为分节运动。分节运动的主要作用是使食糜与消化液充分混合，使食糜与肠壁紧密接触，有利于消化和吸收（图6-3）。

3. 蠕动 可发生在小肠的任何部位，传播速度较慢，但可反复发生。其意义在于使分节运动作用后的食糜向前推进一步，到达下一个新肠段，再开始分节运动。此外，小肠还有一种推进速度快、传播距离较远的蠕动，称为蠕动冲。它可把食糜从小肠始段一直推送到结肠，可迅速清除食糜中的有害物质或解除肠管的过度扩张。

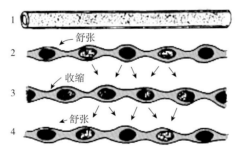

图6-3 小肠分节运动示意图

1 为肠管表面观；2、3、4 为肠管纵切面观，表示不同阶段的食糜节段分割与合搅的情况

第四节 大肠内的消化

人类的大肠没有重要的消化功能。其主要功能是吸收水分、无机盐和某些维生素，储存食物残渣并形成粪便。

一、大肠液的成分及作用

大肠液是一种碱性的黏性液体，由大肠腺分泌，pH 为 8.3~8.4。其主要成分是黏液，具有保护肠黏膜、润滑粪便的作用。

大肠内有许多细菌，占粪便固体总量的 20%~30%。细菌主要来自空气和食物。细菌中的酶能对食物残渣进行分解，还可利用肠内某些简单物质合成 B 族维生素和维生素 K，它们可被机体吸收利用。当大肠受到严重的细菌感染导致肠炎时，黏膜除正常分泌碱性的黏性液体外，还分泌大量的水和电解质，其生理意义在于稀释大肠内的刺激因子，使粪便迅速通过大肠（腹泻），从而促进肠炎好转。

二、大肠的运动

1. **袋状往返运动**　由环形肌的不规则收缩引起，使结肠袋中的内容物向两个方向做短距离移动，但不向前推进，可使肠黏膜与肠内容物充分接触，有利于大肠对水和无机盐的吸收。

2. **多袋推进运动**　一个或一段结肠袋收缩，可使内容物向前推进一段。进食后这种运动增加。

3. **蠕动**　由一些稳定向前的收缩波组成。大肠还有一种进行速度快而传播距离远的蠕动，称为集团蠕动。通常开始于横结肠，可将大肠内容物快速推送到降结肠或乙状结肠。

三、排便与排便反射

食物残渣在大肠内一般停留 10 小时以上，其中绝大部分水和无机盐被大肠黏膜吸收，其余部分经细菌分解后，形成粪便。粪便中除食物残渣外，还包括脱落的肠上皮细胞、大量细菌及由肝排出的胆色素衍生物等。

排便是一种反射动作。平时直肠内没有粪便，当集团蠕动将粪便推入直肠后，直肠内压升高，刺激直肠壁内的感受器，传入冲动沿盆神经和腹下神经传至脊髓腰骶段的初级排便中枢，经脊髓上传至大脑皮质，产生便意。大脑皮质在一定程度上可控制排便活动。如果条件许可，即可发动排便反射。初级排便中枢通过盆神经发放冲动，使降结肠、乙状结肠、直肠收缩，肛门内括约肌舒张，同时抑制阴部神经使其传出冲动减少，肛门外括约肌舒张，将粪便排出体外。此外，膈肌和腹肌收缩，可增加腹内压，协助排便。

知识链接

与排便有关的疾病

如果大脑皮质经常抑制排便，就会降低直肠对粪便刺激的敏感性，从而不易产生便意。粪便在大肠内停留过久，水分吸收过多而变得干硬，会出现排便困难，从而引起便秘。如果脊髓腰骶段与大脑皮质之间的神经联系中断，排便的意识控制作用即丧失，一旦直肠充盈，可引起排便反射，称为大便失禁。

第五节 吸 收

消化管的不同部位对食物的吸收情况不同,这与消化管黏膜的结构特点、食物被消化的程度及在消化管停留的时间密切相关。

一、吸收的部位及机制

食物在口腔和食管内基本不被吸收。胃只能吸收酒精、少量水分和某些药物,大肠主要吸收水分和无机盐,小肠则是吸收的主要部位。一般认为,糖类、蛋白质和脂肪的消化产物大部分在十二指肠和空肠吸收,回肠可主动吸收胆盐和维生素 B_{12}(图 6-4)。这是因为:①小肠的吸收面积大。人的小肠长 5~7m,其黏膜形成许多皱褶和大量绒毛突入肠腔,绒毛表面的柱状上皮细胞顶端的细胞膜又形成许多突起,称微绒毛。环状皱褶、绒毛和微绒毛的存在使小肠黏膜的吸收面积增加 600 倍,可达 200~250m²。②绒毛内有丰富的毛细血管和毛细淋巴管。由于绒毛的伸缩和摆动,可促进血液和淋巴的回流,为食物吸收提供了良好途径。③在小肠内,糖类、蛋白质、脂类已消化为可被吸收的小分子物质。④食物在小肠内停留时间较长(3~8 小时),具有足够的吸收时间。

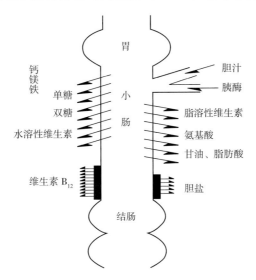

图 6-4 各种营养物质在消化管中的吸收部位

二、主要营养物质的吸收

(一)糖的吸收

食物中的糖类(主要是淀粉),一般分解为单糖才能被吸收。小肠内的单糖主要是葡萄糖,另有少量半乳糖和果糖。其吸收方式是通过小肠黏膜上皮细胞的载体蛋白转运，载体蛋白在转运单糖时需要 Na^+ 泵提供能量，主要通过毛细血管进入血液。

（二）蛋白质的吸收

食物中的蛋白质一般须分解为氨基酸后才能被吸收。其机制与单糖吸收相似，也需要 Na^+ 泵提供能量。氨基酸的吸收几乎完全通过毛细血管进入血液。

（三）脂肪的吸收

食物中的脂肪（甘油三酯）在小肠内被消化为甘油、脂肪酸和甘油一酯，它们必须与胆盐形成水溶性融合微胶粒，才能顺利进入小肠黏膜上皮细胞内。进入细胞内的脂肪酸和甘油一酯的去路取决于脂肪酸分子的大小。其中的中、短链脂肪酸和含中、短链脂肪酸的甘油一酯，可直接经毛细血管进入血液；而长链脂肪酸及甘油一酯在小肠黏膜细胞内又重新合成为甘油三酯，并与细胞中的载脂蛋白形成乳糜微粒，进入毛细淋巴管。由于人体摄入的动植物油中含长链脂肪酸较多，故脂肪消化后的吸收途径以淋巴为主。

（四）维生素的吸收

大多数维生素在小肠上段被吸收，但维生素 B_{12} 是在回肠被吸收。水溶性维生素包括维生素 B_1、维生素 B_2、维生素 B_6、维生素 C 和叶酸，主要以易化扩散的形式被小肠上段吸收。维生素 B_{12} 必须先与内因子结合形成水溶性复合物才能在回肠被吸收。脂溶性维生素 A、维生素 D、维生素 E、维生素 K 的吸收机制与脂类消化产物的吸收相似。

（五）铁和钙的吸收

铁的吸收量很有限，人每日吸收铁约 1mg，仅为每日摄入膳食铁的 5% 左右，孕妇、儿童及失血等情况下，铁的吸收量增加。胃酸可促进铁的吸收，当胃酸缺乏时铁的吸收减少，易发生缺铁性贫血。维生素 C 可与铁形成可溶性复合物，因此可促进铁的吸收。铁主要在十二指肠及空肠内被吸收。

从食物中摄入的钙，30%~80% 在肠内被吸收。影响钙吸收的主要因素有维生素 D 和机体对钙的需要状况。维生素 D 促进钙的吸收。机体中钙缺少或对钙的需要增加时（如低钙饮食、儿童和哺乳期的妇女），钙的吸收会增加。葡萄糖可刺激 Ca^{2+} 的吸收，而脂肪、草酸盐、磷酸盐等由于可与 Ca^{2+} 形成不溶性复合物而抑制 Ca^{2+} 的吸收。酸性环境可增加 Ca^{2+} 的吸收，而碱性环境则降低 Ca^{2+} 的吸收。

第六节　消化器官活动的调节

消化系统的各个部分具有不同的结构和功能特点，它们相互配合、协调一致地进行活动，同时又能与整体活动相适应，以达到消化食物和吸收营养物质的目的。这些都是在神经和体液因素共同调节下实现的。

一、神经调节

（一）消化器官的神经支配及其作用

消化器官中除口腔、咽、食管上段及肛门外括约肌为骨骼肌，受躯体神经支配外，其余大部分消化器官受自主神经系统的交感神经和副交感神经的双重支配。一般来说，交感神经兴奋对消化活动起抑制作用，表现为胃肠道运动减弱、消化腺分泌减少、括约肌收缩；副交感神经兴奋对消化活动起兴奋作用，表现为胃肠道运动增强、消化腺分泌增加、括约肌舒张。

（二）消化器官活动的反射性调节

调节消化器官活动的反射中枢位于延髓、下丘脑和大脑皮质等处。

1. 非条件反射　食物刺激口腔和舌感受器，反射性地引起唾液分泌；食糜刺激胃肠感受器，也可反射性地引起胃肠运动增强，胃液、胰液和胆汁等消化液分泌增加。通过这些反射，使消化器官各部分的活动相互影响，密切配合，更好地完成消化功能。

2. 条件反射　在进食前和进食时，食物的形状、颜色、气味以及进食环境和有关的语言、文字，都能刺激视、听、嗅觉等感受器，反射性地引起胃肠道运动和消化腺分泌的改变，使消化器官的活动更加协调。重视饮食时的心理因素，布置良好的饮食环境，注意食物的色、香、味、形，以及愉快的交谈等，均有利于激发良好的情绪，引起食欲，促进消化。

二、体液调节

在胃肠黏膜内，散在分布着数十种内分泌细胞，且数量很大。它们能合成和分泌多种有生物活性的化学物质，统称为胃肠激素。4 种主要胃肠激素的作用见表 6-1。

表 6-1　4 种主要胃肠激素的作用

激素名称	分泌部位	主要作用
促胃液素	胃窦、十二指肠	促进胃液分泌和胃的运动、促进胰液和胆汁的分泌
促胰液素	十二指肠、空肠	促进胰液中水和 HCO_3^- 的分泌，抑制胃的运动和胃液分泌
缩胆囊素	十二指肠、空肠	促进胆囊收缩和胆汁分泌，促进胰酶分泌
抑胃肽	十二指肠、空肠	抑制胃液分泌和胃的运动，促进胰岛素分泌

另外，经研究证明，一些在胃肠道内发现的肽类激素也存在于中枢神经系统中，表现为双重分布，因此统称为脑-肠肽。已知的脑-肠肽有促胃液素、缩胆囊素、P 物质、生长抑素等二十余种。其生理意义有：①调节胃肠道运动和消化腺分泌；②调节代谢；③调节摄食活动；④调节免疫功能；⑤细胞保护作用。脑-肠肽的提出揭示了神经系统与消化系统之间存在着紧密的内在联系。

复习思考题

一、名词解释

消化　吸收　胃排空　胃黏膜屏障

二、简答题

简述胃液、胰液、胆汁的主要成分和作用。

第七章　能量代谢和体温

 知识要点

1. 简述能量的来源、转移、贮存和利用过程。
2. 列出影响能量代谢的因素。
3. 说出基础代谢率、体温的概念，正常参考值及临床意义。
4. 能耐心、细致地向患者说明测定基础代谢的注意事项。
5. 说出对高热患者采取的降温措施及其原理。

第一节　能量代谢

生命活动最基本的特征是新陈代谢，它包括合成代谢和分解代谢两个方面。两者密不可分，分解代谢时伴有能量的释放，而合成代谢却需要供给能量，因此，在新陈代谢过程中，物质的变化与能量的转移是密切相关的。通常把物质代谢过程中所伴随的能量释放、转移、贮存和利用，称为能量代谢。

一、能量的来源和去路

1. 能量的来源　机体所需的能量主要来源于食物中的糖、脂肪和蛋白质。

糖为主要的供能物质。机体所需要的能量 70% 以上来自糖的氧化，其次为脂肪。蛋白质在正常情况下很少作为供能物质，只有在长期饥饿或极度消耗使体内糖原和脂肪储备耗竭时，蛋白质才分解氧化供能，以维持必需的生理功能。

2. 能量的去路　能源物质氧化所释放的能量，50% 以上转化为热能，其余部分在组织细胞内以化学能的形式贮存于三磷酸腺苷（ATP）中。当细胞进行各种活动时，ATP 分解释放出能量，供生理活动的需要，如肌肉收缩、神经传导、合成代谢以及细胞内、外物质的主动转运等。所以，ATP 是体内重要的贮能和直接供能物质。当供过于求时，ATP 还可以把能量通过高能磷酸键转移给肌酸生成磷酸肌酸（CP），增大体内能量的贮存。CP 在肌肉中含量较多，需要时可提供高能磷酸键，使二磷酸腺苷（ADP）生成 ATP，以补充组织细胞 ATP 的消耗。因此，CP 不是机体直接的供能物质，而是 ATP 的贮存库（图7-1）。

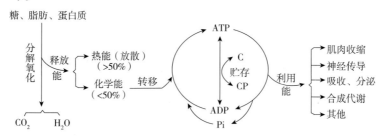

图7-1 体内能量的释放、转移、贮存和利用

C：肌酸；Pi：无机磷酸；CP：磷酸肌酸

二、影响能量代谢的因素

能量代谢在各种因素的影响下，经常发生变化。影响能量代谢的因素主要有以下几个方面：

（一）肌肉活动

肌肉活动对于能量代谢的影响最为显著，任何轻微的肌肉活动都会使能量代谢率提高。肌肉活动的强度越大，耗氧量越多，产热量越多。所以，能量代谢率可作为评价劳动强度的指标（表7-1）。

表7-1 人体不同状态下的能量代谢率

肌肉活动方式	平均产热量 kJ/（m² · min）
静卧休息	2.73
出席会议	3.40
擦窗	8.30
洗衣服	9.89
扫地	11.36
打排球	17.04
打篮球	24.22
踢足球	24.96

（二）精神因素

人在平静思考问题时，对能量代谢影响不大。但当精神处于紧张状态，如烦恼、恐惧或情绪激动时，能量代谢率可显著增加。这是因为骨骼肌紧张性增强，产热量增加，以及促进物质代谢的激素（肾上腺素、甲状腺激素等）分泌增加，使机体代谢加强所致。

（三）食物的特殊动力效应

人在进食后的一段时间内（从食后 1 小时左右开始，持续到 7～8 小时），机体即使处于安静状态，其产热量也比进食前有所增加。这种由于食物引起机体额外增加产热量的现象，称为食物的特殊动力效应。各种营养物质的特殊动力效应不同，蛋白质最为显著、可达 30%，糖和脂肪分别为 6% 和 4%，混合食物为 10%。寒冷季节多食高蛋白质的食物，可增加额外产热量，有利于御寒。食物特殊动力效应的机制尚不清楚。

（四）环境因素

人体安静时的能量代谢率在 20℃～30℃ 的环境中最为稳定。环境温度过低或过高均可使机体的能量代谢率增加。低温寒冷，能量代谢率增加是因寒战及肌紧张增强所致；高温可使体内生化反应加速，呼吸、循环功能增加，能量代谢率亦增加。

三、基础代谢与基础代谢率

（一）基础代谢

人体在基础状态下的能量代谢，称为基础代谢。基础状态是指人体处于：①清晨、清醒、静卧；②空腹（禁食 12 小时）；③室温保持在 20℃～25℃；④精神安宁；⑤体温正常。基础状态排除了各种影响能量代谢的因素，人体各种生理活动和新陈代谢水平较低，其能量消耗仅限于维持心跳、呼吸等一些最基本的生命活动，能量代谢比较稳定。

（二）基础代谢率

1. 基础代谢率的概念　单位时间内的基础代谢，称为基础代谢率（BMR）。但基础代谢率不是机体最低水平的代谢率，因为熟睡时（不做梦）的能量代谢率会更低（低于 10%～15%）。

2. 基础代谢率的正常值及其临床意义　正常人基础代谢率的平均值，具有性别、年龄差异（表 7－2）。通常男性的基础代谢率高于女性，儿童高于成人，年龄越大其基础代谢率越低。但同一个体的基础代谢率是相当稳定的。

表 7－2　我国正常人基础代谢率平均值　　［单位：kJ/（m^2·h）］

年龄（岁）	11～15	16～17	18～19	20～30	30～31	41～50	51 以上
男性	195.5	193.4	166.2	157.8	158.7	154.0	149.0
女性	172.5	181.7	154.0	146.5	146.9	142.4	138.6

在临床工作中，为了方便起见，基础代谢率通常用相对值来表示，即实测值高于或低于正常平均值的百分数。其公式为：

$$基础代谢率相对值 = \frac{实测值 - 正常平均值}{正常平均值} \times 100\%$$

基础代谢率的实测值同正常平均值相比较，如果相差在 ±10% ~ ±15% 之间，均属于正常；相差超过 ±20% 时，才可能有临床意义。

基础代谢率的测定是诊断甲状腺疾病的重要辅助手段。甲状腺功能亢进时，基础代谢率可比正常值高 25% ~ 80%；甲状腺功能低下时，基础代谢率可低于正常值的20% ~ 40%。人体发热时基础代谢率升高，体温每升高 1℃，基础代谢率将升高 13% 左右。此外，糖尿病、红细胞增多症、白血病、肾上腺皮质功能亢进症以及伴有呼吸困难的心脏病等，也往往伴有基础代谢率升高。艾迪生病、肾病综合征、垂体性肥胖症以及机体处于病理性饥饿时，基础代谢率将降低。

第二节　体温及调节

人和高等动物的体温是相对稳定的，体温的相对稳定是机体新陈代谢和生命活动正常进行的必要条件。因为细胞的化学反应速度受温度的影响，参与化学反应的酶类必须在适宜的温度条件下才能充分发挥作用。体温过低，可使酶的活性降低，细胞代谢受到抑制。当体温降至 33℃ 时，人就会丧失意识；低于 25℃ 则可使呼吸、心跳停止。体温升高则增强细胞的生化反应，但体温过高可引起酶和蛋白质变性，导致细胞实质损害。当体温持续高于 41℃ 时，可出现神经系统功能障碍，甚至永久性脑损伤；超过 43℃ 时，将有生命危险。因此体温也是临床上重要的健康指标。

一、正常体温及其生理变动

（一）正常体温

生理学上所说的体温是指机体深部的平均温度。在正常情况下，体表温度易随环境温度及衣着的变化而改变；机体深部的温度也由于代谢水平的不同，各器官的温度略有差异，但由于血液不断循环，机体深部各器官的温度会经常趋于一致。因此，血液的温度可以代表机体深部的平均温度。

由于血液温度不易测量，故临床上常用腋窝、口腔、直肠的温度来代表体温。其中，直肠的温度最高，比较接近机体的深部温度，而且受外环境温度的影响较小，其正常值为 36.9℃ ~ 37.9℃；口腔温度较直肠温度低，正常值为 36.7℃ ~ 37.7℃；腋窝温度又较口腔温度低，正常值为 36.0℃ ~ 37.4℃。需要注意的是，测定直肠温度时应将体温计插入直肠 6cm 以上，才能测得机体深部温度；测定口腔温度时应将体温计斜放于舌下，闭口用鼻呼吸，以免受吸入空气的影响；测定腋窝温度时，要保持腋窝干燥，上臂紧贴胸廓使腋窝成为密闭的人工体腔，测量时间至少需要 10 分钟，以使机体深部的热量逐渐传导过来，避免测得的只是腋窝处的皮肤表层温度。测量腋窝温度不易发生交叉感染，是测量体温较常用的方法。

（二）体温的生理变动

在生理情况下，人的体温可随下列因素而有所波动：

1. 昼夜变化　正常人体温呈现日周期性变化。清晨 2～6 时最低，午后 1～6 时最高，波动幅度不超过 1℃。这种周期性变化与肌肉活动状态及代谢率没有直接的因果关系，可能与人的下丘脑生物钟功能有关。

2. 性别　成年女性体温平均比男性高 0.3℃，这可能与女性皮下脂肪较多、散热较少有关。生育年龄女性的基础体温随月经周期呈周期性变化，其基础体温在月经期和排卵前期较低，排卵日最低，排卵后逐渐升高，并超过排卵前期，直到下次月经来潮。这种周期性变化主要与孕激素水平的周期性变化有关。因此连续测量基础体温，有助于了解有无排卵及排卵日期（图 7-2）。

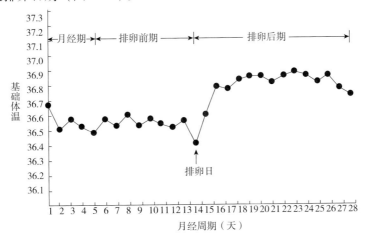

图 7-2　女性月经周期中基础体温曲线

3. 年龄　新生儿，特别是早产儿，由于体温调节中枢尚未发育成熟，体温易受环境温度的影响而波动，因此要注意保暖。儿童代谢旺盛，体温高于成人；老年人因代谢降低，体温低于成人。

4. 肌肉活动和精神因素　肌肉活动、精神紧张、情绪激动等情况都会使机体的代谢增强，产热量增加，导致体温升高。因此，测量体温应在安静状态下进行。

二、人体的产热与散热

机体体温的相对稳定，是在体温调节机构控制下，产热与散热两种生理过程保持动态平衡的结果。如果机体的产热量高于或低于散热量，将导致体温升高或降低。

（一）产热

机体不断地进行着代谢活动而产生热量，产热量的多少，取决于代谢水平的高低。安静时主要的产热器官是内脏，约占总产热量的 56%。肝是体内代谢最旺盛的器官，产热量最多。劳动或运动时，骨骼肌是主要的产热器官，约占总产热量的 90%。

（二）散热

机体的热量除一小部分随呼气、尿、粪等散发外，大部分是经血液循环被运输到皮肤表面，通过皮肤的辐射、传导、对流和蒸发向外发散的（图 7－3）。因此，皮肤是人体最主要的散热器官。

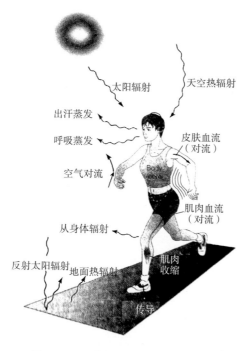

太阳辐射　天空热辐射

出汗蒸发

呼吸蒸发　皮肤血流（对流）

空气对流

肌肉血流（对流）

从身体辐射

反射太阳辐射　地面热辐射　肌肉收缩

传导

图 7－3　机体与环境的热交换方式

1. **辐射散热**　辐射散热是指机体以热射线（红外线）的形式将热量传给外界较冷物体的散热方式。其散热量的多少取决于皮肤与周围环境的温度差和有效辐射面积。皮肤与环境之间的温度差越大或有效辐射面积越大，散热量越多。机体在安静状态下，辐射散热约占机体总散热量的 60%。当环境温度高于皮肤温度时，机体不仅不能通过辐射方式散热，而且会接受来自环境的辐射热。

2. **传导散热**　传导散热是指机体将热量直接传给同它接触的较冷物体的散热方式。机体深部的热量以传导的方式传到体表皮肤，再由皮肤直接传给同它接触的物体。传导散热量的多少，取决于皮肤与所接触物体之间的温度差、接触面积以及接触物体的导热性能。比如，床和衣服等多为热的不良导体，接受的热量不易向外传导。人体脂肪的导热性也低，肥胖者皮下脂肪较多，机体深部向表层传导散热量要少些。因此穿衣服、皮肤涂油脂类物质可以保暖。水的导热性大，所以临床上利用冰袋、冰帽给高热患者降温，夏天冲冷水浴、游泳也可降温。

3. **对流散热**　对流散热是指通过气体或液体的流动散发体热的形式。人体周围总是围绕着一薄层同皮肤接触的空气，人体的热量传给这一层空气，使空气温度升高、密度变小（变轻）而离开皮肤，新的未加温空气又与皮肤接触。由于空气不断流动（对流），便将体热散发到空间。实际上，对流散热是传导散热的一种特殊形式。对流散热主要受风速影响，风速大，对流散热量多；风速小，对流散热量就小。

辐射、传导和对流散热量取决于皮肤与环境之间的温度差。皮肤温度受皮肤血流量控制。由于皮肤有丰富的血管及皮下有大量的动 - 静脉吻合支等结构特点，决定了皮肤的血流量有大幅度的变动。通过增减皮肤血流量可改变皮肤温度，从而使散热量适合当时情况下体热平衡的要求。皮肤通过辐射、传导、对流散热只有在皮肤温度高于环境温度时才有意义，当环境温度升高到接近或高于皮肤温度时，蒸发便成了唯一有效的散热方式。

4. 蒸发散热　蒸发散热是指机体通过体表水分的蒸发来散发热量的散热方式。体表每蒸发 1g 水，可散发 2.43kJ 的热量。因此，体表水分蒸发是一种有效的散热途径。临床上对一些高热不退的患者用酒精擦浴，就是根据酒精的易蒸发性，增加蒸发散热而达到降温的目的。蒸发散热受空气的湿度影响很大。空气湿度大，会阻碍水分蒸发，因此在高温潮湿的环境中，体热不易发散，便会感到更热（在气温相同的夏天，北方比南方凉爽）。风速增加，显然有助蒸发和对流散热。

蒸发散热可分为不感蒸发（不显汗）和出汗两种形式：

（1）不感蒸发　指水分直接透出皮肤和黏膜表面，在未形成明显水滴以前便蒸发掉的一种散热方式。这种蒸发不易被察觉，与汗腺的活动无关，即使在寒冷季节也依然存在。人体每日不感蒸发量约 1L，其中经皮肤蒸发为 0.6 ~ 0.8L，经呼吸蒸发为 0.2 ~ 0.4L。因此，在给患者补液时，应考虑不感蒸发丢失的液体量。不感蒸发是一种有效的散热方式。有些动物，如狗虽有汗腺结构，但在高温环境下不能分泌汗液，则通过热喘呼吸由呼吸道来增加蒸发散热。

（2）出汗　是汗腺的分泌，它形成可见的汗滴，故又称可感蒸发。需要说明的是，汗液流失或被抹去，便丧失蒸发散热的作用。出汗量和出汗速度受劳动强度、环境温度、空气湿度和风速等多种因素影响。人在安静状态下，环境温度达 30℃ 时便开始出汗。劳动强度大，产热量多，出汗量显著增加。空气湿度大，汗液不易蒸发，体热不易散失，会反射性引起大量出汗。此外，当风速大时，汗液容易蒸发，体热散发快，出汗量减少；风速小，出汗量增加。因此，人在高温、高湿、通风差的环境中容易发生中暑。

汗液中水分约占 99% 以上，固体成分不到 1%，主要是 NaCl，还有少量的 KCl、尿素、尿酸等。刚从汗腺分泌出来的汗液是等渗液，汗液在流经汗腺管时，有部分 NaCl 被重吸收，使汗液变为低渗。因此大量出汗可造成高渗性脱水。但在出汗速度过快时，汗腺管来不及重吸收 NaCl，使 NaCl 丢失过多，会引起电解质紊乱，甚至发生"热痉挛"。因此，对大量出汗的人，应注意及时补充水分和 NaCl。

由温热刺激引起的出汗，称温热性出汗。温热性出汗见于全身，其生理意义是散发体热、调节体温。由精神紧张或情绪激动而引起的出汗，称为精神性出汗，主要见于掌心、足底和腋窝等部位，与体温调节无关。这两种出汗经常以混合形式同时出现，不能截然分开。

发热患者的日常护理

发热是疾病最常见的症状之一，是机体与疾病作斗争的一种防御反应。但如果高热患者的体温得不到及时有效的控制，任其发展下去，会给机体造成极大危害。如果机体散热机制完全停止，正常代谢产生的热不到 5 小时就足以把人"烧"死。因而，对发热患者应做到：

1. 耐心、细心、全面地观察患者的生命体征，根据病情 2～4 小时测量 1 次体温。

2. 在发热的不同阶段采取不同的护理措施：①体温上升阶段：患者可出现畏寒、寒战等，此时应注意保暖。②高热持续阶段：患者出现面色潮红，呼吸、脉搏加快等。首先采用物理降温，如头部放置冰袋、冰帽，酒精擦浴等，同时密切观察体温的变化。③体温恢复阶段：患者大量出汗，应及时更换汗湿衣服、床单，防止患者受凉。

3. 在饮食方面，应选用营养高、易消化的流质或半流质，多吃水果、新鲜蔬菜，保持大便通畅。

三、体温调节

人体体温能在不同的环境温度下维持相对稳定，是由于机体具有自主性体温调节和行为性体温调节功能。

（一）自主性体温调节

当体内外温度发生变化时，由温度感受器将这种信息传递给体温调节中枢，体温调节中枢再发出指令，通过减少皮肤血流量、寒战、出汗等生理活动来调节机体产热和散热过程，这种调节称为自主性体温调节。

1. 温度感受器　分为外周温度感受器和中枢温度感受器。

（1）外周温度感受器　是指存在于皮肤、黏膜和内脏的游离神经末梢，分为冷感受器和热感受器，分别感受相应部位的冷热变化，并将信息传入体温中枢，产生温度感觉，并能引起体温调节反应。

（2）中枢温度感受器　是指中枢神经系统内对温度变化敏感的神经元，分布于下丘脑、脑干网状结构和脊髓等部位，分为热敏神经元和冷敏神经元，分别感受局部组织温度升高和降低的变化，从而引起体温调节反应。

2. 体温调节中枢　具有调节体温功能的中枢结构称为体温调节中枢。体温调节的基本中枢在下丘脑。视前区－下丘脑前部（PO/AH）的温度敏感神经元，不仅具有中枢温度感受器的作用，还能对其他部位传入的温度信息做整合处理，调节散热和产热过程，维持体温的相对稳定。

3. **体温的调定点学说**　调定点学说认为，PO/AH 的温度敏感神经元，在体温调节中起类似于恒温调节器的调定点作用。调定点是控制体温稳定的平衡点，其数值的设定取决于温度敏感神经元的敏感性。正常时，这个调定点为 37℃。

当体温为 37℃时，机体的产热与散热处于一定的平衡状态。当体温超过 37℃时，热敏神经元兴奋，引起产热减弱、散热增强，使体温回降到 37℃。反之，当体温低于 37℃时，冷敏神经元兴奋，引起产热增加、散热减少，使体温回升到 37℃。这样，机体的体温始终稳定在调定点水平，以保证机体各项生命活动和新陈代谢的正常进行（图 7 - 4）。

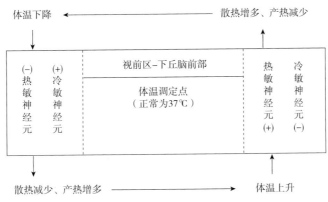

图 7 - 4　体温调定点及其作用示意图

（二）行为性体温调节

在环境温度变化时，人类还可通过增减衣着、适当运动和创造人工气候环境等有意识的行为来维持体温的相对稳定，称为行为性体温调节，它是自主性体温调节的补充。

知识链接

发热与退烧

机体的发热主要是致热原使热敏神经元兴奋性降低，对温度感受的阈值升高，使调定点上移所致。如细菌感染时，在致热原的作用下，调定点上移到 39℃，而实际体温还在 37℃，则冷敏神经元兴奋，引起恶寒、寒战等产热反应，直到体温升高至 39℃。只要致热原不消除，机体的产热和散热就会在新的调定点水平（如 39℃）维持动态平衡，使机体持续处于发热状态。解热镇痛药可使致热原升高的调定点回降到 37℃，因而具有解热作用。

复习思考题

一、名词解释

能量代谢　体温　基础代谢率

二、简答题

机体皮肤的散热方式有哪些？

第八章 尿的生成与排出

 知识要点

1. 说出排泄的概念；叙述尿生成的过程及其影响因素；说出肾小球滤过率、肾糖阈、渗透性利尿和水利尿的概念。

2. 说出正常尿量及多尿、少尿、无尿的概念；简述尿液的输送、贮存和排放。

3. 说明尿的理化性质与临床的关系；说出尿潴留与尿失禁的概念。

第一节 概 述

一、排泄的概念和途径

排泄是机体将物质代谢过程中所产生的代谢终产物及过剩的或不需要的物质，经血液循环由排泄器官排出体外的过程。排泄是新陈代谢的最后一个环节，是多系统功能相互协调才得以完成的一种重要生命活动。人体内具有排泄功能的器官主要有肾、肺、皮肤和消化道等，其排泄途径及排泄物见表8-1。由于肾排出的物质种类多、数量大，并可随机体的不同状态而改变尿量和尿中物质的含量，所以肾是机体最主要的排泄器官。

表8-1 人体排泄途径及排泄物

排泄途径	排泄物
肾	水、尿素、肌酐、盐类、药物、色素等
肺	CO_2、少量水分、挥发性药物等
皮肤	水、盐类、少量尿素、乳酸等
消化道	钙、镁、铁、磷等无机盐，胆色素，毒物等

二、肾脏的功能

1. 泌尿功能　肾的主要功能是泌尿，使代谢产物以尿的形式排出体外。尿的生成是由肾小球滤过、肾小管和集合管的重吸收以及分泌 3 个阶段完成的。

2. 保持内环境相对稳定　肾通过尿的生成和排出，排除机体的大部分代谢终产物以及进入体内的异物，最终调节体内水、电解质以及酸碱平衡，以维持内环境的相对稳定。因此肾也是维持机体内环境相对稳定的重要器官之一。

3. 内分泌功能　肾不仅是排泄器官，同时也是内分泌器官。肾具有内分泌功能，它能分泌一些生物活性物质，如促红细胞生成素、肾素和前列腺素等。

知识链接

肾的功能解剖特点

肾为实质性器官，其基本结构和功能单位是肾单位，肾单位由肾小体和肾小管两部分组成。肾小球与肾小囊构成肾小体，肾小管由近曲小管、髓袢、远曲小管 3 部分构成。肾分为皮质和髓质两部分。皮质位于髓质表层，富有血管；髓质位于皮质深部，血管较少，由 15～25 个肾锥体构成。在肾单位和集合管生成的尿液，经集合管在肾乳头处开口进入肾小盏，再进入肾大盏和肾盂，最后经输尿管进入膀胱。肾盏、肾盂和输尿管壁含有平滑肌，其收缩运动可将尿液驱向膀胱。在排尿时，膀胱内的尿液经尿道排出体外。

第二节　尿生成过程

尿的生成包括肾小球的滤过、肾小管和集合管的重吸收以及肾小管和集合管的分泌 3 个基本过程（图 8-1）。

血液流经肾小球毛细血管时，除血细胞和大分子血浆蛋白外，其余水分和小分子溶质均可滤入肾小囊内，形成原尿（肾小球滤液），肾小囊内的原尿即是血浆的超滤液。集合管末端内的液体称为终尿。用微穿刺法直接抽取血浆、原尿和终尿进行微量化学成分分析，发现血浆与原尿相比（表 8-2），原尿中除蛋白质含量极少外，其余成分和浓度与血浆基本相同。由此说明，肾小球对血液有滤过作用。而原尿与终尿的成分相比较（表 8-2），原尿中有的物质如蛋白质、葡萄糖、Na^+ 和 Cl^- 等，终尿中则没有或减少了，而有些物质如 K^+ 和氨在终尿中又增多了。由此说明，肾小管和集合管具有重吸收和分泌作用。

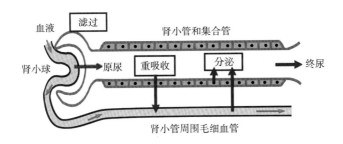

图 8-1 尿生成的基本过程示意图

表 8-2 血浆、原尿和终尿主要成分比较

成分	血浆（g/L）	原尿（g/L）	终尿（g/L）	终尿浓缩倍数	重吸收率（%）
水	900	980	960	1.1	99
蛋白质	80	0.3	0	—	近100
葡萄糖	1	1	0	—	近100
Na^+	3.3	3.3	3.5	1.1	99
K^+	0.2	0.2	1.5	7.5	94
Cl^-	3.7	3.7	6.0	1.6	99
PO_4^{3-}	0.03	0.03	1.2	40.0	67
尿素	0.3	0.3	20.0	67.0	45
尿酸	0.02	0.02	0.5	25.0	79
肌酐	0.01	0.01	1.5	150.0	—
氨	0.001	0.001	0.4	400.0	—

一、肾小球的滤过功能

（一）滤过的结构基础——滤过膜

1. 滤过膜的结构　滤过膜由 3 层结构组成，每层结构上都存在不同直径的微孔。内层是毛细血管的内皮细胞，内皮细胞有上许多直径 50～100nm 的小孔，可防止血细胞通过，但对血浆蛋白的滤过不起阻留作用。中间层是非细胞性的基膜，是由水合凝胶构成的微纤维网结构，水和部分溶质可以通过微纤维网的网孔。外层是肾小囊的上皮细胞，上皮细胞具有足突，相互交错的足突之间形成裂隙，裂隙上有一层滤过裂隙膜，膜上有直径 4～14nm 的孔，可限制蛋白质通过。以上 3 层结构上的微孔组成了滤过膜的机械屏障（图 8-2）。由于基膜上的微孔直径最小，是滤过膜机械屏障的主要部分。除机械屏障外，在滤过膜的各层均覆盖着一层带负电荷的物质，主要为糖蛋白，这些物质起着电学屏障的作用。这些带负电荷的物质排斥带负电荷的血浆蛋白，限制它们的滤过。

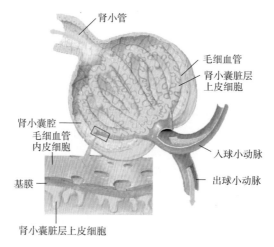

图8-2　肾小球滤过膜示意图

2. 滤过膜的通透性　滤过膜的通透性是肾小球滤过的前提条件，血浆中的物质是否能通过滤过膜主要取决于物质分子大小。一般来说，以分子量为70000的物质分子作为肾小球滤过的界限。分子量大于等于70000的物质分子完全不能通过滤过膜。此外，血浆中的物质通过滤过膜的难易还与其所带电荷有关。白蛋白的分子量为69000，是3类血浆蛋白中分子量最小的蛋白，但由于其带有负电荷，不能通过电学屏障，故原尿中几乎没有蛋白质。

3. 滤过膜的面积　正常成人两肾约有200万个肾单位全部处于活动状态，滤过膜的总面积为 $1.5m^2$ 以上，这样大的滤过面积有利于血浆的滤过。在正常情况下，人两肾的全部肾小球滤过面积保持相对稳定。

（二）滤过的动力——有效滤过压

有效滤过压是肾小球滤过的动力，是促进滤过的动力与对抗滤过的阻力之间的差值。有效滤过压 = 肾小球毛细血管血压 – （血浆胶体渗透压 + 肾小囊内压）（图8-3）。因此，肾小球毛细血管血压是滤过的动力，而血浆胶体渗透压和肾小囊内压则是滤过的阻力。

据测定，肾小球毛细血管两端的血压几乎相等，约为6.0kPa（45mmHg），血浆胶体渗透压由于原尿生成过程中水分不断滤出，血浆蛋白浓度不断升高，使入球小动脉端和出球小动脉端的血浆胶体渗透压分别为2.7kPa（20mmHg）和4.7kPa（35mmHg），肾小囊内压约为1.3kPa（10mmHg）。将以上数据带入公式，则肾小球毛细血管入球小动脉端和出球小动脉端的有效滤过压分别为：

肾小球入球小动脉端有效滤过压 = 6.0 – （2.7 + 1.3） = 2.0（kPa）（15mmHg）

肾小球出球小动脉端有效滤过压 = 6.0 – （4.7 + 1.3） = 0（kPa）（0mmHg）

由此可见，在肾小球毛细血管的入球小动脉端到出球小动脉端有效滤过压随血浆胶体渗透压的增高而逐渐降低，滤过液的生成逐渐减少。当有效滤过压下降到零时，就达到滤过平衡，无滤过液生成，滤过作用便停止了。

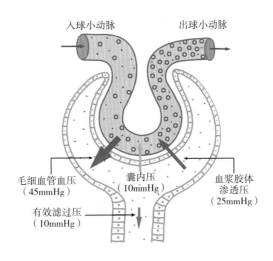

图 8 - 3　肾小球有效滤过压示意图

（三）肾小球滤过率和滤过分数

肾小球滤过率和滤过分数是衡量肾小球滤过功能的重要指标。

1. **肾小球滤过率**　单位时间（每分钟）内两肾所生成的原尿量称为肾小球滤过率（GFR）。正常成人安静时为 125ml/min 左右。由此推算，每昼夜两肾生成的原尿总量可达 180L，将近体重的 3 倍。但每日排出的终尿量只有 1~2L，说明原尿流经肾小管和集合管时，约有 99% 的液体被重吸收回血液。此外原尿与终尿的成分比较亦有很大的差异（表 8 - 2），如原尿中的葡萄糖在终尿中消失了，说明肾小管和集合管还重吸收其他物质。

2. **滤过分数**　肾小球滤过率与肾血浆流量的百分比称为滤过分数（FF）。正常安静状态下，肾血流量约为 1200ml/min，按血浆占全血总量的 55% 计算，肾血浆流量为 660ml/min。

$$滤过分数 = \frac{125ml}{660ml} \times 100\% = 19\%$$

滤过分数表明，流经肾小球的血浆只有 1/5 滤出生成了原尿。

（四）影响肾小球滤过的因素

与肾小球滤过作用有关的因素有：有效滤过压、滤过膜及其通透性和肾血浆流量。它们三者中任一因素发生变化，都将对肾小球的滤过作用产生不同程度的影响。

1. **有效滤过压**　有效滤过压是肾小球滤过作用的动力。决定有效滤过压的 3 个因素发生变化时，就会影响肾小球滤过率。在其他条件相对不变时，肾小球毛细血管血压与肾小球滤过率呈正比关系，血浆胶体渗透压和肾小囊内压与肾小球滤过率呈反比关系。

（1）肾小球毛细血管血压　人体在安静状态下，当动脉血压变动于 10.7~24.0kPa（80~180mmHg）范围内时，由于肾血流量存在自身调节机制，能使肾小球毛细血管血压维持相对稳定，而使肾小球滤过率基本保持不变。但当动脉血压降到 10.7kPa（80mmHg）以下时，肾小球毛细血管血压相应下降，于是有效滤过压降低，肾小球滤过率也下降。当动脉血压降到 5.3~6.7kPa（40~50mmHg）以下时（如大失血等），肾小球滤过率将降低到零，因而出现无尿。

（2）血浆胶体渗透压　人体血浆胶渗透压在正常情况下不会有很大变动。但若全身血浆蛋白浓度明显降低时，血浆胶体渗透压也降低，此时有效滤过压将升高，肾小球滤过率也随之升高。例如某些疾病使血浆蛋白的浓度明显降低，或由静脉输入大量生理盐水时，血浆胶体渗透压降低，因而有效滤过压升高，肾小球滤过率升高，尿量将增多。

（3）肾小囊内压　在正常情况下，肾小囊内压是比较稳定的。当肾盂或输尿管结石、肿瘤压迫或其他原因引起输尿管阻塞时，都可使肾盂内压显著升高，此时囊内压也将升高，致使有效滤过压降低，肾小球滤过率降低。

2. 滤过膜的面积和通透性　成人两肾滤过膜的总面积在 $1.5m^2$ 以上。正常情况下，滤过膜的面积和通透性都比较稳定。在病理情况下，如急性肾小球肾炎时，由于肾小球毛细血管管腔变窄或完全阻塞，以致有滤过功能的肾小球数量减少，有效滤过面积也因而减少，导致肾小球滤过率降低，结果出现少尿或无尿。又由于滤过膜上带负电荷的糖蛋白减少或消失，滤过膜的通透性增大，就会使血浆蛋白甚至血细胞滤出，从而出现蛋白尿或血尿。

3. 肾血浆流量　肾血浆流量增大时，肾小球滤过率升高；反之，肾血浆流量减少时，肾小球滤过率下降。肾血流量的多少由肾血管的舒缩决定，后者受神经、体液因素的调节。在神经调节方面，肾血流量主要受交感神经的影响，但在安静情况下，交感神经对肾血流量的调节作用不大，仅在剧烈运动、大失血、中毒、休克、严重缺氧等紧急情况下，交感神经才兴奋，肾血管收缩，肾血流量和肾血浆流量显著减少，肾小球滤过率也明显降低。在体液调节中，肾上腺素、去甲肾上腺素、血管紧张素和抗利尿激素等都可使肾血管收缩，肾血流量减少，肾小球滤过率下降。

二、肾小管和集合管的重吸收作用

原尿进入肾小管后称为小管液。小管液流经肾小管和集合管时，其中的某些成分经肾小管和集合管上皮细胞重新进入肾小管周围毛细血管的过程，称为肾小管和集合管的重吸收。

（一）重吸收的方式、部位和几种主要物质的重吸收

1. 重吸收的方式　重吸收的方式有被动重吸收和主动重吸收两种。

（1）被动重吸收　被动重吸收是指肾小管上皮细胞通过扩散、渗透或电荷作用的方式，顺电化学梯度将小管液中的物质转运到肾小管周围毛细血管的过程。此过程不需要细胞额外消耗能量。如水、尿素、Cl^- 和 HCO_3^- 等的重吸收。

（2）主动重吸收　主动重吸收是指肾小管上皮细胞通过胞吞作用或主动转运的方

式，逆电化学梯度将小管液中的物质转运到肾小管周围毛细血管的过程。此过程需要细胞消耗能量。如蛋白质、葡萄糖、氨基酸、Na^+ 和 K^+ 等的重吸收。

两种转运方式往往密切联系，相互影响。如 Na^+ 的主动重吸收，引起小管内外出现电位差，使 Cl^- 顺电位差被动重吸收；由于 Na^+ 和 Cl^- 的重吸收导致小管液渗透压降低，引起小管液中水分向管外的高渗区渗透而被动重吸收。

2. 重吸收的部位　肾小管各段和集合管的结构各不相同，故重吸收功能也各有特点。其中近曲小管的重吸收能力最强，它吸收的物质种类最多、数量最大，所以近曲小管是重吸收的主要部位。近曲小管对滤液的重吸收是按比例重吸收，重吸收量占肾小球滤过率的 60%～70%，这种现象称为球－管平衡。其生理意义在于使终尿量不致因肾小球滤过率的高低而发生大幅度变动。远曲小管和集合管的重吸收量较少，种类也少，但它们对水的重吸收量可随机体水的出入量而发生变化，是影响终尿量的主要因素（表 8-3）。

表 8-3　各种物质重吸收的部位和数量

部位	水的重吸收（%）	各种物质的重吸收
近曲小管	65～70	全部：葡萄糖、氨基酸、维生素等 大部：Na^+、K^+、Ca^{2+}、Mg^{2+}、Cl^-、HCO_3^- 等 部分：硫酸盐、磷酸盐、尿素、尿酸等
髓袢	10	部分：Na^+、Cl^-、水
远曲小管	10	部分：Na^+、HCO_3^-、水
集合管	10～20	部分：水、钠盐、尿素

3. 重吸收的特点

（1）选择性重吸收　肾小管对各种物质重吸收能力不同。对机体有用的物质可以全部或大部分重吸收，如葡萄糖、氨基酸、水和 Na^+ 等；对机体无用的物质则完全不吸收，如肌酐、氨等，这表明重吸收作用具有选择性（图 8-4）。

（2）有限性重吸收　肾小管重吸收物质有一定的限度。当血浆中某种物质的浓度升高，经滤过使小管液中该物质浓度超过肾小管重吸收的限度时，尿中便出现该物质。通常把尿中刚开始出现该物质时，该物质在血液中的最低浓度称为肾阈值。葡萄糖的肾阈值称为肾糖阈，即尿中刚开始出现葡萄糖时其血液中的最低血糖浓度，正常值为 9～10mmol/L。

4. 几种主要物质的重吸收

（1）Na^+ 和 Cl^- 的重吸收　小管液中的 Na^+ 重吸收率为 99%。Na^+ 绝大部分在近曲小管经钠泵主动重吸收，Cl^- 随之被动重吸收。但在髓袢升支粗段 Na^+ 是主动重吸收，Cl^- 是继发性主动重吸收。某些利尿剂可选择性地抑制 Na^+ 和 Cl^- 在髓袢升支粗段的主动重吸收，从而减少水的重吸收，产生利尿效果。

（2）K^+ 的重吸收　原尿中 90% 的 K^+ 在近曲小管主动重吸收，而终尿中的 K^+ 主要是远曲小管和集合管分泌的。

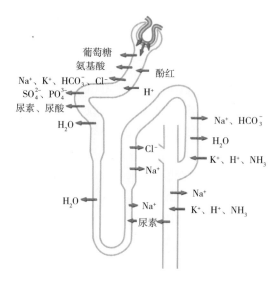

图 8 - 4　肾小管和集合管的重吸收及其分泌作用示意图

（3）葡萄糖的重吸收　正常情况下，葡萄糖在近曲小管全部被重吸收。当小管液中的葡萄糖浓度超过肾糖阈时，尿中将会出现葡萄糖，即糖尿。葡萄糖的重吸收是以载体为媒介，借助于 Na^+ 主动重吸收的一种继发性主动转运。

（4）水的重吸收　水的重吸收完全是一种通过渗透的被动重吸收过程。原尿中99％的水被重吸收，仅排出1％。水的重吸收有两种情况：一种是在近曲小管伴随溶质吸收而重吸收，占重吸收水量的60％～70％，与体内是否缺水无关，属必需重吸收；另一种是在远曲小管和集合管，受抗利尿激素影响的重吸收，吸收量的多少与体内是否缺水有关，属调节性重吸收。当体内缺水时，水重吸收量增多；反之，水重吸收量减少，从而调节体内的水平衡。

（二）影响肾小管重吸收的因素

正常情况下，由于近曲小管存在着球 - 管平衡，所以肾小球滤过率对终尿量的影响不明显。影响终尿的主要因素是肾小管和集合管重吸收和分泌功能的改变。影响肾小管和集合管重吸收和分泌功能的主要因素是小管液中溶质的浓度。

小管液中的溶质浓度所形成的渗透压是对抗肾小管重吸收水的力量。当小管液中溶质浓度升高时，小管腔内的渗透压升高，导致肾小管和集合管对水的重吸收减少，尿量增多（利尿）。这种由于小管液内溶质浓度升高、渗透压升高而引起的尿量增多，称为渗透性利尿。糖尿病患者的多尿，就是由于小管液中的葡萄糖含量超过了肾糖阈，未被重吸收的葡萄糖存留在小管液中，使小管液中的溶质浓度升高，引起渗透性利尿。

知识链接

利尿脱水药

利尿脱水药（甘露醇、山梨醇）可被肾小球滤过而不易被肾小管重吸收，从而引起小管液内溶质浓度升高，小管腔内的渗透压升高，导致肾小管和集合管对水的重吸收减少，尿量增多，达到利尿脱水的目的。

三、肾小管和集合管的分泌作用

肾小管和集合管的分泌是指小管上皮细胞将细胞新陈代谢所产生的物质或血液中的某些物质排入到小管液中的过程。其分泌的主要物质有 H^+、NH_3、K^+ 等。

（一）H^+ 的分泌

近曲小管、远曲小管和集合管上皮细胞均有分泌 H^+ 的功能，但主要在近曲小管。由细胞代谢产生或组织液、小管液扩散进入小管上皮细胞的 CO_2，在碳酸酐酶（CA）的催化下，与 H_2O 生成 H_2CO_3，解离成 H^+ 和 HCO_3^-。细胞内的 H^+ 和小管液中的 Na^+ 与细胞膜上转运体结合，H^+ 逆浓度差被分泌入小管液中，而小管液中的 Na^+ 则被主动重吸收入细胞。H^+ 的分泌与 Na^+ 的重吸收呈逆向转运，二者相互联系，称为 $H^+ - Na^+$ 交换。重吸收的 Na^+ 与 HCO_3^- 结合生成 $NaHCO_3$ 并一起经组织间隙返回血液。分泌入小管液的 H^+ 与其内的 HCO_3^- 生成 H_2CO_3，后者分解的 CO_2 又扩散入细胞，在细胞内生成 H_2CO_3。如此循环往复，每分泌 1 个 H^+，可重吸收 1 个 Na^+ 和 1 个 HCO_3^- 回到血液（图 8 - 5）。这一过程既排出了代谢过程产生的 H^+（酸），又保留了机体需要的 $NaHCO_3$（碱），对维持体内的酸碱平衡具有重要的意义。

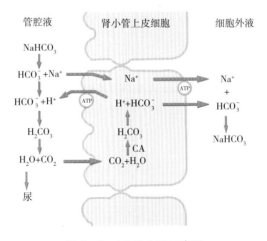

图 8 - 5 H^+ 的分泌示意图

（二）NH₃ 的分泌

正常情况下，NH₃ 主要由远曲小管和集合管分泌。细胞内的 NH₃ 主要是细胞中的谷氨酰胺脱氨基而产生的一种脂溶性物质。它能自由地通过细胞膜向 pH 值低的一侧（管腔中）扩散。NH₃ 能与小管液中的 H^+ 结合生成 NH_4^+，从而降低小管液中 H^+ 的浓度，有利于 H^+ 的再分泌。因此，NH₃ 的分泌与 H^+ 的分泌密切相关。NH_4^+ 是水溶性的，不能通过细胞膜，进一步与小管液中的强酸盐（NaCl）的负离子结合生成铵盐（NH_4Cl），随尿排出。而 Na^+ 则与 H^+ 交换进入小管上皮细胞，与细胞内的 HCO_3^- 一起转运回血液。所以，NH₃ 的分泌间接地发挥了排酸保碱、维持体内酸碱平衡的作用（图 8 - 6）。

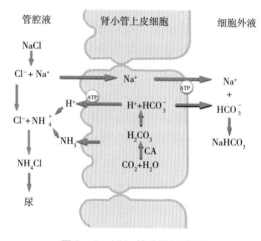

图 8 - 6　NH₃ 的分泌示意图

（三）K^+ 的分泌

小管液中的 K^+ 绝大部分被近曲小管重吸收，终尿中的 K^+ 基本上是由远曲小管和集合管所分泌的。K^+ 的分泌与 Na^+ 的重吸收密切相关。由于 Na^+ 的主动重吸收，导致小管内外产生电位差，这种电位差促使 K^+ 顺电位差被动转运入小管液中，形成 $Na^+ - K^+$ 交换（图 8 - 4）。由于 H^+、K^+ 都要与 Na^+ 进行交换，故两者之间相互竞争 Na^+。哪一种占优势取决于小管上皮细胞内 H^+ 和 K^+ 的浓度。当 H^+ 浓度升高时（酸中毒），$H^+ - Na^+$ 交换增多，$Na^+ - K^+$ 交换减少，导致 K^+ 排出障碍，出现血 K^+ 浓度升高（高血钾症）；反之 K^+ 浓度升高时，K^+ 排出增多，H^+ 排出减少，可引起血中 H^+ 浓度升高，出现酸中毒。

第三节　尿生成的调节

尿的生成有赖于肾小球的滤过作用和肾小管、集合管的重吸收及分泌作用。因此，机体对尿生成的调节也就是通过对滤过作用和重吸收、分泌作用的调节来实现的。肾小球滤过作用的调节在前文已述，本节主要论述肾小管和集合管的重吸收、分泌的调节。

肾小管和集合管功能的调节主要有神经调节和体液调节。

一、体液调节

（一）抗利尿激素

1. 抗利尿激素的生理作用　抗利尿激素（ADH）又称血管升压素（AVP），是由下丘脑视上核和室旁核神经细胞合成，贮存于神经垂体，当机体需要时由此释放的一种激素。其生理作用是增加远曲小管和集合管上皮细胞对水的通透性，促进水的重吸收，使尿液浓缩，尿量减少（抗利尿）。另外，它对血管也有作用（详见内分泌系统）。

2. 抗利尿激素分泌的调节　血浆晶体渗透压和循环血量是调节抗利尿素释放的有效刺激因素。

（1）血浆晶体渗透压　血浆晶体渗透压是生理情况下调节抗利尿激素释放的重要因素。在下丘脑视上核和室旁核及其周围区域存在渗透压感受器，当大量出汗、严重腹泻或呕吐时，体内水分大量丢失，导致血浆晶体渗透压升高，刺激渗透压感受器，反射性地引起抗利尿激素合成和释放增多，远曲小管和集合管上皮细胞对水的通透性增加，水的重吸收增多，尿量减少，以维持体内水平衡（图8-7）。当大量饮清水时，由于血液稀释，血浆晶体渗透压降低，循环血量增多，反射性引起抗利尿激素释放减少，水重吸收减少，尿量增多。这种大量饮水后导致抗利尿素释放减少而引起的尿量增多，称为水利尿。

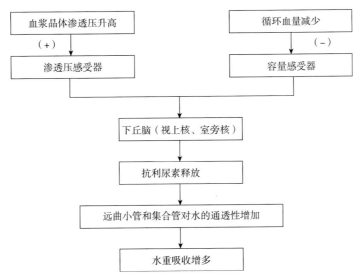

图8-7　抗利尿激素的调节示意图

（2）循环血量　在左心房内膜下和胸腔大静脉壁上存在容量感受器，当大量输液时，可因循环血量增加，刺激容量感受器，兴奋经迷走神经传入中枢，反射性地抑制抗利尿激素的合成和释放，使水重吸收减少，尿量增多，有利于循环血量的恢复。大失血时，可因循环血量减少，引起抗利尿激素释放增多，出现尿量减少，以恢复循环血量。

知识链接

口渴与饮水

刺激抗利尿激素分泌和释放的因素，也能使存在于下丘脑外侧区的渴感中枢兴奋，致使机体产生渴感，产生找水和饮水的欲望。渴感不会适应，只有通过饮水并补足体内的水分后才能消除。渴感中枢和视上核、室旁核在功能上相互联系，共同调节机体的水平衡。

（二）醛固酮

1. 醛固酮的生理作用 醛固酮是肾上腺皮质球状带分泌的一种类固醇激素。其主要生理作用是促进远曲小管和集合管上皮细胞对 Na^+ 的主动重吸收，同时促进 K^+ 的排出。Na^+ 的重吸收同时伴有水的重吸收，所以醛固酮有保 Na^+、排 K^+、保水的作用。它对保持体内 Na^+ 和 K^+ 正常浓度、维持血容量的相对稳定具有重要作用。

2. 醛固酮分泌的调节 醛固酮的分泌主要受肾素 – 血管紧张素 – 醛固酮系统和血 K^+、血 Na^+ 浓度的调节。

（1）肾素 – 血管紧张素 – 醛固酮系统（RAAS） 由于多种因素如肾血流量减少、小管液 Na^+ 量减少、交感神经兴奋等可引起肾脏近球细胞分泌肾素增多，肾素可催化血浆中的血管紧张素原（肝脏合成）转化为血管紧张素 I，再经一系列的转化成为血管紧张素 II 和 III。血管紧张素 II 和 III 均可刺激肾上腺皮质球状带细胞释放醛固酮，使 Na^+ 和水的重吸收增多，尿量减少（图 8 – 8）。可见，RAAS 也参与血量和水盐代谢的调节。

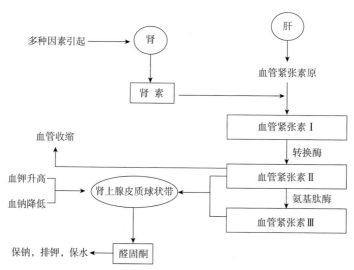

图 8 – 8　肾素 – 血管紧张素 – 醛固酮系统作用示意图

（2）血 K^+ 和血 Na^+ 当血 K^+ 浓度升高或血 Na^+ 浓度降低时，可直接刺激肾上腺皮质球状带细胞分泌醛固酮，以维持血 K^+ 和血 Na^+ 的正常浓度；反之，当血 K^+ 浓度降

低或血 Na^+ 浓度升高时，则醛固酮分泌减少。

（三）心房钠尿肽

心房钠尿肽（ANP）是由心房组织中的内分泌细胞分泌的一种多肽激素。其生理作用是促进肾小管和集合管对 Na^+ 和水的排出，即有排 Na^+、排水的作用，它对调节机体水盐代谢具有重要作用。此外，心房钠尿肽还可舒张血管平滑肌，产生降血压效应。

二、神经调节

肾受交感神经和副交感神经支配，副交感神经对尿生成的调节作用尚未阐明。肾交感神经兴奋时对尿生成的影响主要是通过以下几个方面实现的：①使入球小动脉和出球小动脉收缩，而前者血管收缩比后者更明显，因此，肾小球毛细血管的血浆流量减少和肾小球毛细血管的血压下降，肾小球的有效滤过压下降，肾小球滤过率减少；②刺激近球细胞释放肾素，导致循环中的血管紧张素 Ⅱ 和醛固酮含量增加，肾小管对 NaCl 和水的重吸收增多；③促进近曲小管和髓袢上皮细胞重吸收 Na^+、Cl^- 和水。但正常机体在安静情况下，交感神经传出冲动频率较低，对肾生成尿的功能影响较小。在大量失血或严重呕吐和腹泻使体液丧失、引起血容量减少和血压降低时，其传出冲动增多，上述作用发挥明显。

第四节　尿液的排放

一、尿液的组成和理化特性

尿液是血液流经肾脏时，经尿生成的 3 个过程而生成并经排尿通路排出体外的液体。血液、肾以及排尿通路等任何部位出现变化，都可引起尿液量和成分的改变。所以临床上常用检查尿液的方法了解血液、肾、排尿通路的功能状态。

（一）尿量

正常成人每昼夜排出的尿量为 1000～2000ml，平均为 1500ml。如果每昼夜的尿量持续超过 2500ml，称为多尿；每昼夜尿量持续介于 100～500ml 范围内，称为少尿；若每昼夜尿量少于 100ml，称为无尿。多尿可因水分大量丢失而引起脱水；少尿或无尿可造成代谢产物在体内大量堆积，内环境稳态被破坏，严重时危及生命。

（二）尿的理化特性

1. 颜色和气味　正常新鲜尿为淡黄色透明液体。尿的颜色主要来自胆色素的代谢产物，并受一些食物和药物的影响。尿少或存放时间长时，尿的颜色加深且变混浊。

新鲜尿液的气味来源于其中的挥发性酸，放置后，在细菌的作用下，尿素分解出现氨味。有些食物或药物也会使尿出现特殊气味。

2. 渗透压和比重　尿的渗透压一般介于 925～3727kPa 之间，尿液渗透压与所含溶质的颗粒浓度呈正比。尿的渗透压与血浆渗透压相比，如尿液渗透压高于血浆渗透压时，称为浓缩尿（高渗尿），表示尿被浓缩；如尿液的渗透压低于血浆渗透压时，称为稀释尿（低渗尿），表示尿被稀释；尿液的渗透压与血浆渗透压相等时，称为等渗尿。肾具有很强的浓缩和稀释尿液的能力，尿液渗透压则可反映肾浓缩和稀释尿的功能。当大量出汗、腹泻、呕吐引起体内缺水时，尿被浓缩，尿液渗透压升高，排出高渗尿；而大量饮水后，尿被稀释，尿液渗透压降低，排出低渗尿。肾浓缩和稀释尿液的功能对维持体内的水平衡具有重要意义，当肾的这一功能发生障碍时，不论机体水分是否缺乏或过剩，都排出等渗尿。

此外，尿的溶质含量也可用尿比重来表示，正常值为 1.012～1.025。

3. 酸碱度　尿液多为弱酸性，其 pH 值介于 5.0～7.0 之间。尿的酸碱度受食物和代谢产物的影响。当摄入较多富含蛋白质的食物时，尿呈酸性；而摄食较多蔬菜、水果等食物时，尿呈碱性。

（三）尿的化学成分

尿液的主要成分是水，占 95%～97%；其余是溶质，包括有机物和无机物两大类。有机物主要是含氮化合物，如尿素、肌酐、尿酸等；无机物主要是 Na^+ 和 Cl^-，其余为 K^+、Ca^{2+}、Mg^{2+}、硫酸盐、磷酸盐、草酸盐等（表 8-4）。

表 8-4　正常成人尿中主要化学成分及 24 小时排出量

电解质	含量（g）	非蛋白含氮化合物	含量（g）
Cl^-	5～9	尿素	10～30
Na^+	3～5	肌酐	0.1～2.0
K^+	2～4	尿酸	0.1～1.0
Ca^{2+}	0.1～0.3	马尿酸	0.1～1.0
Mg^{2+}	0.1～0.2	氨	0.3～1.0
SO_4^{2-}	0.6～1.0		
$H_2PO_4^-$	0.7～1.5		

二、排尿反射

尿的生成是个连续不断的过程。肾连续不断地生成尿液，经肾盂、输尿管输送到膀胱。但是，膀胱的排尿是间歇地进行的。膀胱具有贮存和排出尿液两大功能，尿液在膀胱内贮存并达到一定量时，才能引起反射性排尿动作，将尿液经尿道排放于体外。

排尿反射是一种复杂的反射活动。排尿反射的初级中枢位于脊髓骶段，并受大脑皮质的控制。当膀胱内尿量充盈达到 400～500ml 时，膀胱内压升高，刺激膀胱壁的牵张感受器，冲动沿盆神经传入，到达脊髓骶段初级排尿中枢，同时，冲动上传到大脑皮质的排尿反射高位中枢产生尿意。当环境许可时，脊髓骶段排尿中枢的兴奋沿盆神经传出，引起逼尿肌收缩，尿道内括约肌舒张，尿液进入后尿道，刺激后尿道的感受器，反射性抑制阴部神经，使尿道外括约肌舒张，于是尿液被排出体外；逼尿肌收缩时又可刺激膀胱壁内牵张感受器，反射性地引起逼尿肌进一步收缩，持续到尿液排空为止。这是一种正反馈过程（图8-9）。此外，在排尿时，腹肌和膈肌的强大收缩也产生较高的腹内压，协助克服排尿的阻力。

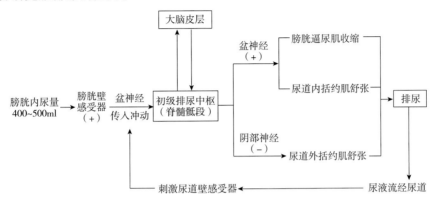

图8-9　排尿反射过程示意图

三、排尿异常

排尿或贮尿任何一方发生障碍，均可出现排尿异常，临床上常见的有尿频、尿潴留和尿失禁。排尿次数过多者称为尿频，常常是由膀胱炎症或机械性刺激（如膀胱结石）引起的。当排尿反射的任一环节发生功能障碍，如脊髓骶段损伤、盆神经或阴部神经的功能障碍（麻醉）及尿道压迫、阻塞等均可导致尿液不能排出，称为尿潴留。当脊髓骶段以上损伤或昏迷时，初级排尿中枢与大脑皮质失去联系，使排尿失去意识控制，称为尿失禁。婴幼儿时期由于大脑皮质发育尚未完善，对初级排尿中枢的控制能力较差，故小儿排尿多为无意识活动。

复习思考题

一、名词解释
排泄　肾小球有效滤过压　肾小球滤过率　肾糖阈　渗透性利尿　水利尿　尿潴留

二、简答题
1. 简述尿生成的过程。
2. 影响尿生成的因素有哪些？
3. 简述 ADH、醛固酮在调节机体水、钠平衡中的作用。
4. 糖尿病患者为什么会出现糖尿和尿量增多？

第九章　感觉器官

知识要点

1. 说出感受器的概念及感受器的一般生理特性。

2. 说出眼的折光系统组成与成像原理；阐述晶状体的调节与瞳孔的调节；比较三种眼的折光异常及其矫正方法；比较视杆细胞、视锥细胞的分布和功能；阐述视杆细胞的光化学反应过程。

3. 描述声波的传导途径和听觉的形成；说出前庭和半规管的主要功能。

4. 说出感受器、感觉器官、两眼会聚、视敏度、视野、明适应、暗适应的定义。

大千世界，丰富多彩，人类认识世界是从对外界的感觉开始的。人体内外有许多感受器，可以感觉温度、光线的变化及自身呼吸、血压等的变化。当这些感受器感受到刺激后，就产生了神经冲动，沿着特定的神经传导通路，传至大脑的感觉中枢，经大脑的整合后，就在脑海里产生了相应的感觉。

第一节　概　述

一、感受器、感觉器官的定义和分类

1. 感受器　是指分布于体表或组织内部，专门感受体内、外环境变化及刺激的结构或装置。感受器种类繁多，按分布部位可分为内感受器和外感受器。内感受器主要感受机体内部的环境变化，如主动脉窦、颈动脉小球等；外感受器则感受外界的环境变化，如感光细胞、触觉小体等。按刺激的性质可分为机械感受器、化学感受器、温度感受器、光感受器、伤害性感受器等。

2. 感觉器官　简称感觉器或感官，由感受器及其附属结构组成。如眼是由视锥细胞、视杆细胞这两种光觉感受器和眼球壁、眼球内容物及泪腺、眼外肌等附属结构共同组成的。人体比较重要的感觉器官有视觉器官（眼）、听觉器官（耳）、位置觉器官（前庭）。

二、感受器的一般生理特性

1. 感受器的适宜刺激　一种感受器通常只对某种特定形式的能量变化最敏感，该种刺激即为这种感受器的适宜刺激。如耳蜗毛细胞的适宜刺激为 20~20000Hz 的声波，视网膜感光细胞的适宜刺激为波长 380~760nm 的光波。

2. 感受器的换能作用　感受器能将作用于它们的各种形式的刺激能量转换为生物电能，即以神经冲动的形式传入中枢，这种能量的转换称为感受器的换能作用。如感光细胞受到光的刺激后，产生视觉神经冲动。

3. 感受器的编码作用　感受器把外界刺激转换成神经动作电位时，会将刺激所包含的环境变化的信息也转移到动作电位的序列之中，这就是感受器的编码作用。其意义是使大脑根据这些编码信息获得对外界环境的主观感受。

4. 感受器的适应现象　当一个恒定强度的刺激持续作用于感受器时，其感觉传入神经纤维上的动作电位发放频率会逐渐下降，主观感觉也会逐渐减弱或消失，此种现象称为适应现象。各种感受器都会出现适应现象，但出现的快慢不同，如触觉感受器出现适应现象较快，而痛觉感受器出现较慢。

第二节　视觉生理

一、眼的折光功能

（一）眼的折光与成像

人眼是个非常精细而复杂的装置，当光线射入眼球时，需一次经过角膜、房水、晶状体、玻璃体这 4 样结构，发生不同程度的折射，最后在视网膜上形成一个缩小的倒立影像（图 9-1）。我们将角膜、房水、晶状体、玻璃体这 4 样结构称为眼的折光系统。

眼的折光系统与成像原理比较复杂，为了方便理解，通常用简化眼来说明折光系统的成像功能（图 9-2）。

（二）眼的调节

由于我们所见的物体有大小、远近、明暗的差别，我们的眼球会像照相机的镜头一样进行一系列的调节，使影像能清晰地在视网膜上成像。眼的调节主要包括晶状体的调节、瞳孔的调节及两眼会聚。

1. 晶状体的调节　视物的远近主要是靠晶状体来调节的（图 9-3）。晶状体是一个透明的、双凸透镜形、富有弹性的半固体物。正常情况下，眼看 6m 以外的物体时，光线几乎平行地射入眼球，经折射后正好成像在视网膜上，不需要进行调节就可以产生清晰的视觉。当看 6m 以内的物体时，距离越近（如视近物），睫状体上的睫状肌收缩，睫状小带松弛，晶状体变凸，折光增强，使物像能落在视网膜上。反之，距离越远（如视远物），睫状肌松弛，睫状小带紧张，晶状体渐恢复原状，折光力减弱，仍能确保物像准确地落在视网膜上。

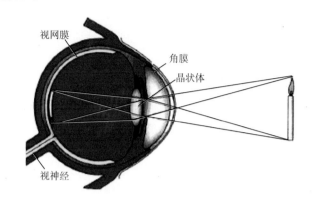

图9-1 眼球的解剖结构及视网膜成像

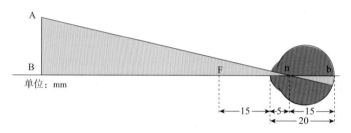

图9-2 简化眼及其成像示意图

　　n 为节点，AnB 和 anb 是两个相似三角形；如果物距为已知，就可由物体大小算出物像大小，也可以算出两三角形对顶角（即视角）的大小

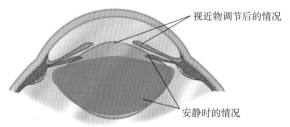

图9-3 眼调节前后睫状体位置和晶状体形状的改变

　　通常把眼做最大能力调节所能看清物体的最近距离称为近点。晶状体的弹性决定了眼调节视物远近的能力。幼年时，晶状体弹性较好，眼调节远近的能力强；随着年龄的增长，晶状体的弹性逐渐变差，眼的调节能力也随着下降，无法看清楚近处的物体，即通常所说的老视或老花眼，眼的近点会远移。

　　2. 瞳孔的调节　　正常人眼瞳孔的直径可扩大或缩小，进而调节进入眼球内的光线。当视远物或弱光时，虹膜内的瞳孔开大肌收缩，使瞳孔变大，有利于更多的光线进入眼球，可以看得更清楚。反之，当视近物或强光时，虹膜内的瞳孔括约肌收缩，瞳孔缩小，从而使进入眼球的光线减少，以保护视网膜。其中，瞳孔看近物时会缩小的反射称为瞳孔近反射。瞳孔随光线强弱而改变直径大小的特性，称为瞳孔对光反射。瞳孔对光反射的中枢在中脑，因此，临床上常把它作为判断中枢神经系统病变部位、麻醉深度和病情危重程度的重要指标。

3. 两眼会聚　当物体由远而近，在出现瞳孔缩小的同时，伴随着两眼球同时向鼻侧移动，称为两眼会聚。两眼会聚，可使物像落在双眼视网膜的对称点上，从而产生立体感较强的单一的清晰视觉。

（三）眼的折光异常

眼球的形态改变或折光能力异常，使平行光线不能聚集在视网膜上，这种现象称为折光异常或屈光不正。包括近视、远视和散光 3 种（图 9-4）。

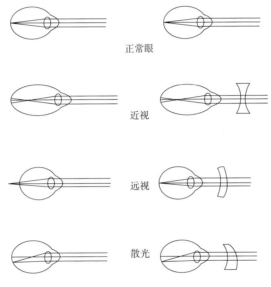

图 9-4　几种常见折光异常及矫正方法

1. 近视　近视多数是由于眼球的前后径过长或者眼球的折光系统折光能力过强，致使远处物体发出的平行光线聚焦在视网膜之前，引起视物模糊不清。当视近物时，由于近物发出的光线呈辐射状，成像位置比较靠后，可成像在视网膜上，故能看清楚近物。近视眼的形成，除了小部分是先天遗传外，主要还是由于后天用眼不当引起的，如阅读姿势不正确、光线太暗、阅读距离太近等。矫正近视眼的主要方法是配戴合适度数的凹透镜。

2. 远视　远视多数是由于眼球的前后径过短或者眼球的折光系统折光能力过弱，致使近处物体发出的光线经晶状体调节之后，仍成像在视网膜之后，引起视物模糊。而视远物时，远物平行光线射过来时，经过眼的调节后，往往可以看清物体。远视多由先天遗传引起，矫正需要配戴合适度数的凸透镜。

3. 散光　散光是由于角膜表面不呈正球面所致，即角膜表面不同方位的曲率半径不相等，致使平行光线经折射后，无法在视网膜上聚焦成单一的焦点，导致视物模糊不清。散光的形成多由先天遗传所致，矫正需要配戴合适度数的圆柱形透镜（表 9-1）。

表9-1 三种折光异常的比较

折光异常	产生原因	矫正方法
近视	眼球前后径过长或者折光能力过强，物体成像在视网膜之前	配戴合适度数的凹透镜
远视	眼球前后径过短或者折光能力过弱，物体成像在视网膜之后	配戴合适度数的凸透镜
散光	角膜表面曲率半径不一致，不能在视网膜上清晰成像	配戴合适度数的圆柱形透镜

知识链接

近视眼的预防

1. 近距离用眼时间不宜过长，隔45~60分钟应休息10~15分钟。休息时应远眺。

2. 近距离用眼时的光线要适中。

3. 近距离的用眼姿势要正确。近距离用眼时，桌椅高低比例要合适，端坐，书本放在距眼30cm的地方。坐车阅读、躺在床上阅读或伏案歪头阅读等不良的用眼习惯都将增加眼的调节负担和辐辏频率，增加眼外肌对眼球的压力，尤其是中小学生的眼球正处于发育阶段，球壁伸展性比较大，长时间的不良用眼姿势容易引起眼球的发育异常，导致近视眼的形成。

4. 少看电视，少玩电脑，积极参加体育锻炼。

二、视网膜的感光功能

物体发出的光线射入眼球，经折光系统折射后，聚焦在视网膜上。视网膜是眼的感光系统，内有感光细胞，可以感受光的刺激，并产生视觉神经冲动，传至视觉中枢，产生主观意识上的视觉。视网膜感光细胞包括视杆细胞和视锥细胞（图9-5）。视网膜神经乳头处没有感光细胞分布，聚集于此处的光线不能被感受，在视野中形成生理性盲点。

两种感光细胞在视网膜上的分布很不均匀。视杆细胞主要分布在视网膜周边部；视锥细胞则集中在视网膜的中央部。在黄斑中心的中央凹处只有视锥细胞。

（一）视杆细胞的光化学反应与换能

视杆细胞的外形呈长杆状，对光高度敏感，可感受弱光的刺激，引发视觉，但它只能区别明暗，无法辨色，精准性较差。一些夜间活动的动物，如猫头鹰、鼠等只含有视杆细胞。

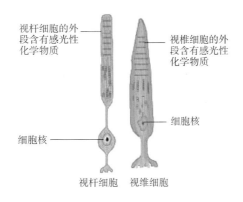

视杆细胞的外段含有感光性化学物质

视椎细胞的外段含有感光性化学物质

细胞核

细胞核

视杆细胞　视维细胞

图9-5　视杆细胞与视锥细胞

　　视杆细胞的感光物质（视色素）是视紫红质。研究表明，视紫红质是由视蛋白和11-顺式视黄醛为生色基团组成的结合蛋白质。当受到光线照射时，它迅速分解为全反式视黄醛和视蛋白，而全反式视黄醛在异构酶的作用下，可转变为11-顺式视黄醛，再与视蛋白重新合成视紫红质。因此，视杆细胞的光化学反应实际上就是视紫红质分解与再合成的循环过程（图9-6）。在暗光条件下，视紫红质的合成大于分解，而在亮光处，其分解大于合成。在此过程中，一部分视黄醛被消耗掉，需要维生素A来参与合成。如果维生素A长期摄入不足，将导致视紫红质的合成障碍，引起夜盲症。

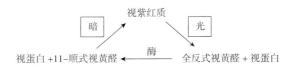

视紫红质

暗　　　　　　　　　　　　光

视蛋白+11-顺式视黄醛 ◄── 酶 ── 全反式视黄醛+视蛋白

图9-6　视紫红质的光化学反应

　　视杆细胞与其相关的双极细胞、节细胞组成视杆系统或暗视系统。当感受到弱光的刺激后，视杆细胞内的视黄醛分子构型发生了变化，诱导视杆细胞产生感受器电位，经过双极细胞的传递，在节细胞上产生动作电位，实现光-电换能。

（二）视锥细胞与色觉

　　视锥细胞对光的敏感度差，只能感受强光的刺激，视物精确性高，还可以分辨颜色。一些只有在白天活动的动物，如鸡、麻雀等只含视锥细胞。视网膜内含有3种视锥细胞，根据其含有的视色素不同，分别称为感红视锥细胞、感绿视锥细胞和感蓝视锥细胞。3种视锥细胞中的视色素都含有同样的11-顺式视黄醛，只是视蛋白的分子结构稍有不同。正是由于视蛋白分子结构中的这种微小差异，决定了与它结合在一起的视黄醛分子对某种波长的光线最为敏感。故不同波长的光线刺激视网膜时，3种视锥细胞发生不同程度的兴奋，因而产生不同的色觉（表9-2）。

表9-2 视锥细胞与视杆细胞的比较

细胞	分布	特点	功能
视锥细胞	主要分布在视网膜的中央部，在黄斑的中央凹最密集	对光的敏感度低，主要感受强光的刺激，视物精确，可辨颜色	昼光觉、色觉
视杆细胞	主要分布在视网膜的周边部	对光的敏感度高，主要感受弱光的刺激，精准性较差，无法辨色	暗光觉

三、与视觉有关的几种生理现象

（一）视敏度

视敏度又叫视力，是指眼分辨物体上两点间最小距离的能力。通常以视角的大小作为衡量标准。所谓视角，是物体上两点发出的光线射入眼球，在节点上相交形成的夹角。视角越小，表明视力越好（图9-7）。在临床上，检查视野有助于诊断某些视网膜病变及视觉传导通路病变。

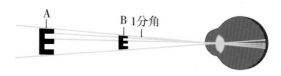

图9-7 视力与视角示意图

（二）色觉与色觉异常

1. **色觉** 色觉是由于不同波长的光线作用于视网膜后，在人脑中引起不同的主观感觉，这是一种复杂的心理物理现象。人眼的视网膜可分辨波长在400～750nm之间的约150种不同的颜色，但主要是光谱上的红、橙、黄、绿、青、蓝、紫7种颜色。

关于色觉的产生，目前普遍支持三原色学说，即认为视网膜中含有感红、感绿、感蓝3种视锥细胞，分别能感受红、绿、蓝3种基本颜色。当某一波长的光线作用于视网膜时，使3种视锥细胞按一定比例产生兴奋，并传至大脑中枢，就产生了某一种颜色的感觉。如绿光照射时，感红、感绿、感蓝3种视锥细胞兴奋的比例是2:8:1，在大脑中就产生了绿色的感觉。按照这种原理，画家可用红、绿、蓝3种颜色按不同的比例调配出各种颜色。

2. **色觉异常** 色觉异常可分为色盲和色弱两种。色盲是一种色觉障碍，分为全色盲和部分色盲，即对全部颜色或某些颜色缺乏分辨能力。全色盲极为罕见，一般都为部分色盲，且以红绿色盲居多。色盲绝大多数与遗传有关，是一种遗传性疾病。色弱是指对某种颜色的识别能力较弱，多由后天原因引起。

（三）视野

视野是指单眼固定凝视正前方一点时，所能看到的范围，可用视野计来检查视野的大小。一般情况下，由于面部结构的阻挡，颞侧和下侧视野大，而鼻侧和上侧视野小。此外，不同颜色的视野也不相同，白色视野最大，其次为蓝色，再次为红色，绿色视野最小（图9-8）。

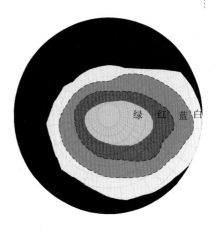

绿 红 蓝 白

图9-8 人右眼视野图

（四）暗适应与明适应

1. 暗适应 当人从亮处突然进入暗处时，起初看不清物体，需过一会儿后才能逐渐看清楚暗处的物体，这种现象称为暗适应。暗适应是眼在暗处对光的敏感性逐渐提高的过程。暗适应的产生是由于在亮处时视紫红质大量分解，残余量很少，不足以兴奋视杆细胞；进入暗处后视杆细胞中的视紫红质逐渐合成，对光刺激的敏感性提高，恢复在暗处的感觉。通常暗适应需要25~30分钟才能完成。

2. 明适应 当人从暗处突然进入亮处，最初感到一片耀眼，无法看清物体，需稍等片刻才能看清物体，这种现象称为明适应。明适应的产生是人在暗处时，视杆细胞内蓄积了大量视紫红质，由于视紫红质对光敏感性高，在亮处遇强光迅速分解，因而产生耀眼的光感。当视杆细胞内的视紫红质减少后，对光不敏感的视锥细胞便承担起在亮光下的感光任务，恢复在亮处的视觉。明适应只需要1分钟就可完成。

第三节 听觉器官

悦耳的音乐是如何被人听到的？人脑又是如何分辨出不同声音的？

人的听觉器官是耳，它分为外耳、中耳、内耳3部分（图9-9）。声波经外耳道引起鼓膜振动，再由中耳传至内耳，被耳蜗中的听觉感受器感受到，并产生神经冲动，传至大脑听觉中枢，从而产生了听觉。

一、外耳和中耳的传音功能

（一）外耳的功能

外耳由耳郭和外耳道组成。耳郭呈扇形，有利于收集声波，具有采音的作用。外耳道一端开口于耳郭，另一端终止于鼓膜，是声波的传导通路，其形状有利于声波产生共振。

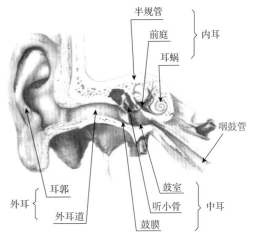

半规管

前庭

耳蜗

内耳

咽鼓管

鼓室

听小骨

中耳

鼓膜

耳郭

外耳

外耳道

图9-9 耳的解剖结构

（二）中耳的功能

中耳由鼓膜、听骨链、鼓室和咽鼓管组成，其中鼓膜和听骨链在声波的传导过程中起着重要作用。

1. **鼓膜** 呈椭圆形稍向内凹陷的半透明薄膜，形似漏斗，其中央部顶点与听骨链中的锤骨相连。当声波传至鼓膜时，引起鼓膜的振动，并将振动传至锤骨，引起听骨链的振动。

2. **听骨链** 由锤骨、砧骨、镫骨依次相连组成，其中锤骨附于鼓膜内面，镫骨的底封闭内耳的前庭窗（图9-10）。通过听骨链的振动可提高声波的传递效率。

3. **咽鼓管** 是连接鼓室和鼻咽部的通道，其主要功能是使鼓室内的气压与外界的大气压相等，保持鼓膜内、外压力平衡，这对于维持鼓膜的正常位置、形状和振动性能等有重要意义。当飞机升空时，由于大气压迅速降低，鼓室内压强大于外界大气压，使鼓膜向外膨出，引起耳鸣、疼痛，甚至鼓膜破裂，此时做吞咽动作可缓解此类情况。

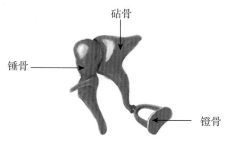

砧骨

锤骨

镫骨

图9-10 听骨链的组成

知识链接

为什么小儿容易得中耳炎

中耳炎是发生于中耳鼓室黏膜的炎症，多由细菌感染引起，多见于小儿，尤其是8岁以下的小儿。为什么小儿容易得中耳炎呢？原来小儿的咽鼓管短而宽，较成人平直，若小儿咽部感染或上呼吸道感染，细菌便可经咽鼓管侵入鼓室，引发中耳炎。此外，游泳呛水、擤鼻涕方法不正确、婴儿仰卧位吃奶等也会引发中耳炎。

（三）声波传入内耳的途径

声波可通过空气传导和骨传导两种途径传入内耳，正常情况下，以空气传导为主。

1. **空气传导** 声波经外耳道传至鼓膜，引起鼓膜振动，再经听骨链和卵圆窗膜传至内耳的耳蜗，这一途径称为空气传导。

2. **骨传导** 声波直接引起颅骨的振动，进而引起颞骨骨质中的耳蜗内淋巴的振动，这种传导途径称为骨传导。骨传导在正常情况下作用不明显，几乎感觉不到，只有将振动的物体直接和颅骨接触时，才能引起听觉。

当鼓膜或中耳病变引起传音性耳聋时，空气传导明显受损，而骨传导则不受影响，甚至相对增强。当耳蜗病变引起感音性耳聋时，空气传导和骨传导的作用都明显减弱。临床上通过检查患者的空气传导和骨传导的受损情况，可判断听觉异常产生的部位和原因。

二、内耳的感音换能作用

内耳又称迷路，由耳蜗和前庭器官组成。其中耳蜗内有听觉感受器，与听觉有关，前庭器官与平衡觉有关。

（一）耳蜗的感音换能作用

耳蜗形似蜗牛壳，是一条绕蜗轴 2.5～2.75 圈的骨质管道。耳蜗的管腔被斜行的前庭膜和横行的基底膜分为 3 部分，分别为上部的前庭阶、中间的蜗管和下部的鼓阶。其中前庭阶和鼓阶内充满外淋巴，蜗管内充满内淋巴，而基底膜上分布有螺旋器。螺旋器又称柯蒂器，是听觉感受器，其底部与听神经的神经末梢相连（图 9-11）。

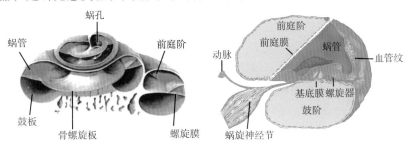

图 9-11 耳蜗的横截面

耳蜗的感音换能作用是指将传到耳蜗的机械振动转变为蜗神经上的神经冲动，即将机械能转变为生物能。当声波传至内耳时，先引起外淋巴振动，再引起内淋巴振动，继而引起基底膜振动触发螺旋器，产生电位变化，最后引起听神经纤维产生动作电位，完成耳蜗的感音换能作用。

（二）耳蜗对声音的初步分析

正常人感受声音的频率范围是 20～20000Hz，其中对 1000～3000Hz 的声波最为敏感。耳蜗对声音的分析可用行波理论来解释，内淋巴的振动首先在靠近前庭窗处引起基底膜的振动，沿基底膜向耳蜗顶部传播，就像有人在规律地抖动一条绸带，会形成波浪向远端传播一样。高频声波只能推动耳蜗基底膜振动；中频声波振动向前延伸，到基底膜中段振幅最大；低频声波推进到基底膜蜗顶处振幅最大（图 9-12）。由于基底膜不同部位的毛细胞受到刺激，经听神经传入大脑皮质听觉中枢的不同部位，就可引起不同音调的感觉。

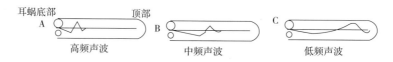

图 9 - 12　基底膜对声波频率共振范围示意图

第四节　前庭器官

人体要保持身体平衡、维持一定的姿势，主要依赖于前庭器官。前庭器官由内耳的椭圆囊、球囊和 3 个半规管组成，它们可以通过感受头部的空间位置变化和躯体运动状态来反射性地调整姿势，保持身体平衡。

一、椭圆囊和球囊的功能

椭圆囊和球囊是膜质的小囊，位于内耳前庭内，内部充满着内淋巴，囊内各有一个特殊结构，称椭圆囊斑和球囊斑，是位置觉感受器，可感受直线变速运动的刺激。当进行直线变速运动时，如汽车加速或减速、电梯上升或下降等，由于惯性及重力作用，引起囊内内淋巴振动，引发囊斑内的感受性毛细胞兴奋产生电位变化，并转变为神经冲动，经前庭神经传入中枢后，在意识中产生相应的感觉。

二、半规管的功能

人体两侧内耳内各有 3 个相互垂直的半规管，分别代表空间的前、后、水平 3 个平面（图 9 - 13）。每个半规管均有一膨大的部位，称为壶腹，壶腹内各有一条隆起，称壶腹嵴。壶腹嵴上有感受性毛细胞，也是位置觉感受器，可感受旋转变速运动的刺激。当躯体做旋转变速运动时，由于惯性的作用，半规管内的淋巴液会超前或滞后于半规管的运动，引起感受性毛细胞兴奋产生神经冲动，经前庭神经传入大脑中枢，因而产生旋转的感觉。

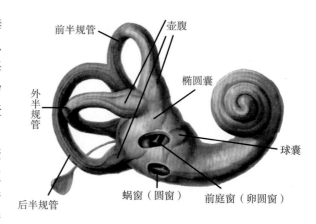

图 9 - 13　内耳及半规管的形态

三、前庭反应

来自前庭器官的传入神经冲动，除了引起运动觉和位置觉外，还能引起各种姿势调节反射和自主神经功能的改变，这些现象称前庭反应。

1. 前庭姿势调节反射 当汽车突然加速时，躯体会因为颈背肌紧张反射性增强而后仰，或者电梯突然上升时，肢体伸肌会反射性抑制使腿屈曲，这些现象都属于前庭器官的姿势反射。其意义是维持人体一定的姿势和保持身体平衡。

2. 自主神经反应 前庭器官受到过强或过久的刺激，常会引起自主神经功能失调，出现恶心、呕吐、眩晕、出汗、心率加快、血压下降等一系列反应，称为自主神经反应。如晕车、晕船等就是因为前庭器官受到过久或过强刺激而造成的。

3. 眼震颤 当躯体做旋转运动时引起眼球发生特殊的往返运动，称为眼震颤（图9-14）。眼震颤主要由半规管受刺激引起，临床上经常利用眼震颤试验来判断前庭功能是否正常。

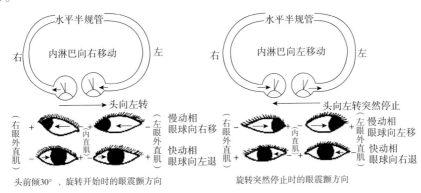

图9-14 眼震颤

复习思考题

一、名词解释

感受器 瞳孔近反射 近点 视力 视野 暗适应

二、简答题

1. 视锥细胞与视杆细胞的分布和功能有何不同？

2. 声波是如何传入内耳的？

第十章　神经系统

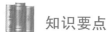 知识要点

1. 说出神经元的基本功能和神经纤维传导兴奋的特征。

2. 说出突触的结构；阐明突触传递过程和突触传递的特征。

3. 简述中枢兴奋传播的特征。

4. 比较特异性和非特异性投射系统的特点及功能；说出内脏痛的特点。

5. 描述脊髓、脑干、小脑、基底神经节、大脑皮质对躯体运动的调节以及锥体系和锥体外系的功能。

6. 阐述自主神经的递质、受体及其作用；比较交感神经和副交感神经的功能及生理意义。

7. 说出人类大脑皮质活动的特点。

神经系统是人体最复杂的系统，在人体功能调节中起主导作用。人类在认识、适应和改造环境的过程中，主要通过神经系统来调节机体的功能状态，以满足当时生理活动的需要，从而维持正常的生命活动。

第一节　神经中枢活动的一般规律

一、神经元和神经纤维传递兴奋的特征

（一）神经元的基本结构与功能

神经系统主要由神经元和神经胶质细胞构成。神经元即神经细胞，是神经系统基本的结构与功能单位（图 10 - 1）。神经元的结构大致可分为胞体和突起。胞体是神经元功能活动的中心，其主要功能是合成物质、接受刺激和整合信息。突起又分树突和轴突两种。一个神经元可有一个或多个树突，其主要功能是接受信息的传入；而轴突较长，一个神经元一般只有一个轴突，其主要功能是传出信息。轴突和感觉神经元的长树突统称为轴索，轴索外面包有髓鞘或神经膜，三者共同组成神经纤维。习惯上把神经纤维分

为有髓纤维和无髓纤维两种。神经纤维的主要功能是传导兴奋。生理学中把沿神经纤维传导的兴奋称为神经冲动。

神经胶质细胞填充于神经元之间，数量较多，约为神经元的10倍。其主要功能是对神经元起支持、营养和保护等作用。

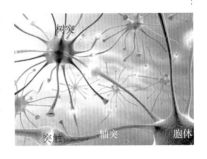

图 10 −1　神经元及突触示意图

（二）神经纤维传导兴奋的特征

1. 生理完整性　神经纤维只有在结构和功能上都完整时才能传导兴奋。如果神经纤维被切断、损伤、麻醉或低温处理而破坏其完整性，则发生传导阻滞。

2. 绝缘性　一根神经干中包含有许多神经纤维，可同时传导兴奋而互不干扰，表现为传导的绝缘性。

3. 双向性　神经纤维上的任何一点产生的动作电位都可沿神经纤维同时向两端传导。但要注意在整体活动中，神经冲动由突触胞体传向末梢，表现为单向传递。

4. 相对不疲劳性　连续电刺激神经纤维数小时至十几个小时，神经纤维仍能保持其传导兴奋的能力。因此神经冲动的传导具有相对不疲劳性，这是相对突触传递而言的。

二、神经元之间的信息传递

（一）突触的基本结构和分类

在中枢神经系统内的各种联系方式中，最基本、最重要的结构是突触。突触是指神经元与神经元之间相互接触并传递信息的关键部位。一个神经元可与多个其他神经元形成突触联系。突触传递是指突触前神经元的信息通过传递影响突触后神经元活动的过程。

1. 突触的结构　在电子显微镜下观察，一个神经元的轴突末梢形成许多分支，每个分支末梢脱去髓鞘后膨大成球状，称为突触小体。小体内有较多的囊泡，囊泡内含有高浓度的化学物质，即神经递质。突触小体与另一个神经元的胞体、轴突或树突表面接触，形成突触。突触小体的终端膜称为突触前膜；与它相对应的另一神经元的细胞膜称为突触后膜；前、后膜之间的间隙称为突触间隙（图 10 −2）。

2. 突触的分类　根据神经元的接触部位不同，突触可分为轴突 − 树突式突触、轴突 − 胞体式突触、轴突 − 轴突式突触（图 10 −3）；根据传递效应的不同，突触可分为兴奋性突触和抑制性突触。

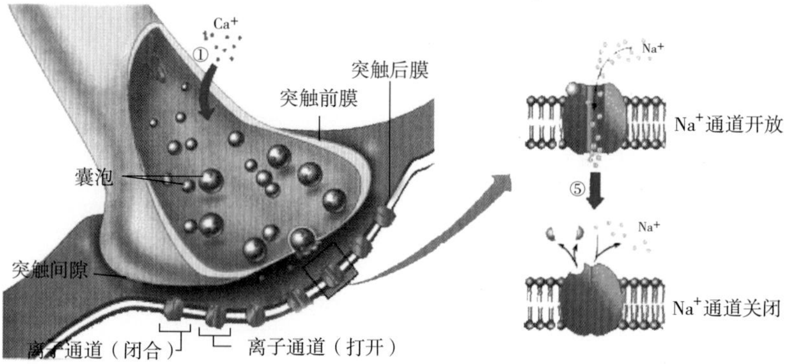

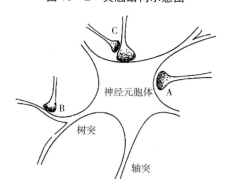

图 10 -2　突触结构示意图

图 10 -3　突触的分类

A：轴突 – 胞体突触；B：轴突 – 树突突触；C：轴突 – 轴突突触

（二）突触传递兴奋的过程

突触前神经元兴奋（动作电位），神经冲动到达轴突末梢，突触前膜去极化，使前膜 Ca^{2+} 通道开放，Ca^{2+} 进入突触小体，使囊泡向前移动，并与突触前膜接触、融合和胞裂，导致神经递质以出胞方式释放，递质经突触间隙扩散，抵达突触后膜与受体结合，从而使突触后膜对离子的通透性改变，引起突触后膜的去极化或超极化，形成突触后电位。突触传递其实包括了电 – 化学 – 电 3 个基本过程，它可以产生两种结果，即出现兴奋性突触后电位和抑制性突触后电位（图 10 -4）。

1. **兴奋性突触后电位**　它的产生是由于突触前膜释放兴奋性递质，当递质与后膜上受体结合后，提高了后膜对 Na^+、K^+，特别是 Na^+ 的通透性，使细胞外液中的 Na^+ 进入细胞内，出现局部去极化所致。由于该电位是局部电位，因此可以总和。若总和后达到阈电位水平，则在轴突起始部位产生动作电位，进而扩布到整个神经元；若没有达到阈电位水平，则不能引起动作电位，但能使膜电位与阈电位的距离变近，导致突触后神经元的兴奋性升高。

2. **抑制性突触后电位**　它的产生是由于突触前膜释放抑制性递质，当递质与后膜上受体结合后，提高了后膜对 Cl^-、K^+，主要是 Cl^- 的通透性，Cl^- 内流进入细胞内，出现后膜超极化所致（表10-1）。抑制性突触后电位也可以总和，它使突触后神经元难以产生动作电位而出现抑制效应。

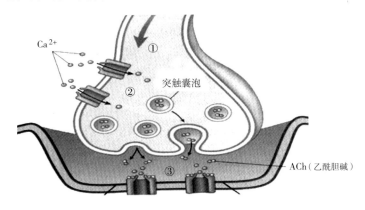

图 10-4　突触传递过程示意图

表 10-1　兴奋性突触后电位和抑制性突触后电位的比较

	兴奋性突触后电位（EPSP）	抑制性突触后电位（IPSP）
神经递质	突触前膜释放兴奋性递质	突触前膜释放抑制性递质
突触后膜离子通透性变化	突触后膜对 Na^+ 和 K^+ 通透性增强，Na^+ 内流超过 K^+ 外流，导致突触后膜去极化	突触后膜对 Cl^- 和 K^+ 通透性增强，Cl^- 内流超过超过 K^+ 外流，导致突触后膜超极化
突触后膜电位及其特征	突触后膜电位产生 EPSP；EPSP 为局部电位，可以总和	突触后膜电位产生 IPSP；IPSP 也属于局部电位，可以总和
兴奋性	突触后神经元兴奋性升高	突触后神经元兴奋性降低
传递结果	突触后神经元容易兴奋，或经总和而使突触后神经元暴发动作电位	突触后神经元发生抑制或不易兴奋

三、中枢活动的一般规律

（一）中枢神经元的联系方式

神经元之间的信息传递与多种多样的神经元联系方式是分不开的。中枢神经元虽然数量多、关系复杂，但其基本的整合和联系方式可归纳为单线式、辐散式、聚合式、环路式和连锁式等（图10-5）。

1. **单线式**　一个突触前神经元仅与一个突触后神经元形成突触联系，如视网膜中央凹处的视锥细胞与双极细胞、双极细胞与视神经节细胞之间的联系等。这种联系方式比较少见，可使视锥系统具有较高的分辨能力。

2. **辐散式**　一个神经元的轴突可通过其分支与许多神经元建立突触联系，称为辐散式。此联系可使一个神经元的兴奋引起许多神经元同时兴奋或抑制，从而导致兴奋或抑制的扩散。这种联系方式在感觉传入路径上较为多见。

3. **聚合式** 许多神经元的轴突末梢同时与同一神经元建立突触联系，称为聚合式。此联系方式可使多个神经元的作用集中到同一个神经元，从而产生信息的总和，总和的结果取决于不同来源的兴奋和抑制相互作用的结果。这种联系方式多见于运动传出系统，躯体运动反射的"最后公路"就是以此为基础。

4. **连锁式** 神经元之间通过侧支依次连接，形成传递信息的连锁，称为连锁式。此联系方式可以在空间上扩大作用的范围。

5. **环路式** 一个神经元通过侧支和中间神经元相连，中间神经元的轴突分支反过来直接或间接地再作用到该神经元上，称为环路式。若环路内中间神经元是兴奋性神经

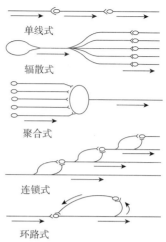

图 10 – 5 神经元的联系方式

元，则通过环路式联系使兴奋效应得到增强和时间上的延长，即产生正反馈效应，这就是后发放的基础；若环路内中间神经元是抑制性神经元，则通过环路式联系使得兴奋效应及时终止，即产生负反馈效应。

（二）反射中枢兴奋传播的特征

在进行反射活动时，兴奋在中枢的传播要比在神经纤维上的传导复杂得多，它主要具有以下特征：

1. **单向传递** 在反射活动中，兴奋经化学性突触传递时，通常是由突触前神经元的末梢释放神经递质，作用于后膜上相应的受体，这就限定了神经兴奋传导只能沿着指定路线由前向后传播，不能逆传。

2. **中枢延搁** 兴奋通过中枢的突触时，速度较慢，耽搁较长时间，这种现象称为中枢延搁（或突触延搁）。这是由于兴奋通过突触传递要经历递质的释放、递质在突触间隙的扩散、递质与突触后膜受体的结合、产生突触后电位等一系列过程所致。反射通路跨越的突触数目越多，中枢延搁的时间越长。

3. **总和** 突触传递是通过使后膜产生兴奋性突触后电位或抑制性突触后电位将信息传递给突触后神经元的，而这类电位都是局部电位，可以总和。它包括时间总和与空间总和。聚合式联系是产生总和的结构基础。

4. **兴奋节律的改变** 在反射活动中，传入神经元的冲动频率与传出神经元的冲动频率是不尽相同的，这是由于突触后神经元一般与多个神经元构成突触联系，加之该神经元当时的功能状态不同所致。

5. **后放** 在反射活动中，当对传入神经的刺激停止后，传出神经仍可在一定时间内继续发放冲动，这种现象称为后放。产生后放的原因是多方面的，环路式联系及中间神经元的作用是产生后放的主要原因。

6. **对内环境变化的敏感性和易疲劳性** 突触间隙与细胞外液相通，因此内环境的变化，如缺氧、二氧化碳增多及某些药物等都可作用于突触传递的某些环节而影响突触

传递。另外，用高频电脉冲连续刺激突触前神经元，突触后神经元的放电频率将逐渐降低；而用同样刺激作用于神经纤维，则神经纤维的放电频率在较长时间内不会降低，这说明突触传递相对容易发生疲劳，其原因与神经递质的耗竭有关。

（三）中枢抑制

中枢的活动不仅表现为兴奋还表现为抑制，二者保持着对立统一的关系，由此维持反射活动的协调。中枢抑制现象很复杂，一般将其分为突触后抑制和突触前抑制。

1. 突触后抑制　是指兴奋性神经元先兴奋抑制性中间神经元，由后者释放抑制性递质，使突触后膜超极化，产生抑制性突触后电位，从而使突触后神经元的活动受到抑制。由于该抑制发生在后膜上，故称为突触后抑制（图 10 - 6，图 10 - 7）。

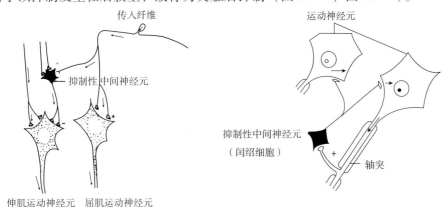

图 10 - 6　传入侧支性抑制　　　　图 10 - 7　回返性抑制

2. 突触前抑制　是指通过改变突触前膜的活动使突触后神经元产生抑制的现象。其结构基础是轴突 - 轴突式突触（图 10 - 8）。轴突 B 神经元先发生兴奋，末梢释放的化学递质影响到轴突 A 的活动，使轴突 A 释放的递质量减少，只能使神经元 C 产生较低的突触后电位。这种电位不能使神经元 C 暴发动作电位，使神经元 C 产生抑制。

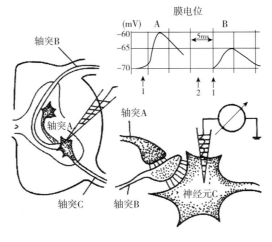

图 10 - 8　突触前抑制示意图

第二节　神经系统的感觉功能

感觉是神经系统的一项重要功能。人体能感受大自然的美妙景色、美味佳肴、天气变化和体内血压变化等，都是因为人体的各种感受器接受刺激后，将其转换成生物电信号，经特定的感觉传导通路传入到中枢进行整合和分析，从而产生各种不同的感觉。

一、脊髓和低位脑干的感觉传导功能

脊髓是重要的感觉传导通路，躯体的浅感觉和深感觉沿其后根进入脊髓后，通过两种感觉传导路径上传至大脑皮质（图 10-9）。一种是传导痛觉、温度觉和轻触觉的浅感觉传导路径，其上行纤维在中央管前交叉到对侧，分别经脊髓丘脑侧束（痛觉、温度觉）和脊髓丘脑前束（轻触觉）上行至丘脑；另一种是传导肌肉与关节的本体感觉和深部压觉的深感觉传导路径，其纤维经同侧后索上行抵达延髓的薄束核和楔束核后交换神经元，再发出纤维交叉到对侧，经内侧丘系抵达丘脑。由于浅感觉先交叉后上行，而深感觉先上行后交叉，因此，在脊髓半离断的情况下，浅感觉障碍发生在离断的对侧，深感觉障碍发生在离断的同侧。

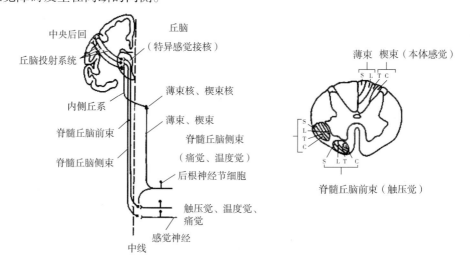

图 10-9　体表感觉传导通路及脊髓断面示意图

二、丘脑感觉投射系统

人体除嗅觉外的各种感觉传导通路都要到丘脑更换神经元，再向大脑皮质投射。因此，丘脑是人体重要的感觉接替站，同时也能对感觉传入信号进行粗略的分析与综合。丘脑向大脑皮质的投射根据其投射途径和特征不同分为特异性投射和非特异性投射系统（图 10-10）。

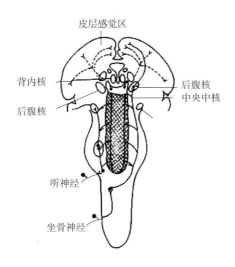

皮层感觉区

背内核

后腹核

后腹核
中央中核

听神经

坐骨神经

图 10－10　感觉投射系统示意图

（一）特异性投射系统

一般认为，各种感觉传入冲动上传到丘脑后，由丘脑特异感觉接替核发出纤维投射到大脑皮质的特定区域，这一投射系统称为特异性投射系统。它们投向大脑皮质特定的区域，具有点对点的投射关系，且每一种感觉的投射路径都是专一的，终止于大脑皮质的第四层，引起特定的感觉。另外这些投射纤维还通过若干中间神经元接替，与大锥体细胞构成突触联系，从而激发大脑皮质发出传出冲动。联络核在结构上大部分也与大脑皮质有特定的投射关系，因此也归入该系统。

（二）非特异性投射系统

丘脑非特异投射核及其投射至大脑皮质的神经通路称为非特异性投射系统。该系统通过脑干网状结构，间接接受来自感觉传导通道第二级神经元侧支的纤维投射，经多次换元，弥散地投射到大脑皮质广泛的区域，因而与大脑皮质不具有点对点的投射关系。由于该系统没有专一的感觉传导功能，故不能引起各种特定的感觉。其主要功能是维持和改变大脑皮质的兴奋状态，与觉醒有关。

特异性投射系统与非特异性投射系统虽然各自具有结构与功能上的特征（表 10－2），但二者又具有密不可分的关系。特异性投射系统传递特异感觉冲动，产生特定感觉，但感觉的产生有赖于非特异性投射系统提高皮质的兴奋水平及其所保持的觉醒状态；而非特异性投射系统传入的冲动又来源于特异性投射系统的感觉传入信息。正常情况下，需要二者之间的相互作用与配合，才能使大脑皮质既能处于觉醒状态，又能产生各种特定感觉。

表 10 - 2　特异性投射系统和非特异性投射系统的比较

	特异性投射系统	非特异性投射系统
定义	是指由丘脑特异感觉接替核及联络核群发出的点对点地投射到大脑皮质特定区域的感觉投射通路	是指丘脑非特异投射核（网状核群）投射至大脑皮质广泛区域的神经通路
冲动来源与换元	特异性传入通路，一般经三级神经元换元	各种不同感觉的共同上传途径，经多次换元甚或反复换元，失去了专一性感觉传导功能
投射区域	投向大脑皮质的特定区域	投向大脑皮质的广泛区域
投射关系	点对点投射	弥散投射（不具备点对点投射关系）
功能	引起特定感觉，激发大脑皮质发出神经冲动	维持和改变大脑皮质的兴奋状态，保持机体觉醒

三、大脑皮质感觉分析功能

1. 体表感觉区　全身体表感觉的主要投射区域在中央后回，称为第一体表感觉区，定位明确而且清晰。其细胞呈纵向柱状排列，从而构成感觉皮质最基本的功能单位，称为感觉柱。第一体表感觉区投射规律有：①躯干四肢部分的感觉为交叉性投射，但头面部感觉的投射却是双侧性的。②投射区域的大小与感觉灵敏度呈正相关，分辨愈精细的部位代表区域愈大。如拇指的代表区比躯干代表区大。③投射区域的空间安排是倒置的，但头面部内部的安排是正立的（图 10 - 11）。

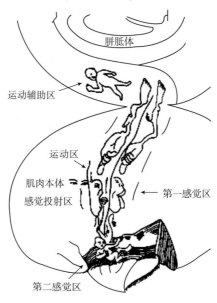

图 10 - 11　大脑皮层体表感觉与躯体运动功能代表区

另外，人脑在中央前回和岛叶之间存在第二体表感觉区，区内的投射安排是正立的，具有双侧性，定位较差，不如中央后回那么完善和具体，只对感觉进行粗糙分析。

刺激该区可引起体表一定部位产生麻木感。切除该区并不产生显著的感觉障碍。

2. **本体感觉区**　本体感觉是指肌肉、关节等的运动觉。中央前回既是运动区，同时也是本体感觉的投射区。

3. **内脏感觉区**　内脏感觉的投射区位于第一、第二体表感觉区，运动辅助区和边缘系统等皮质部位。它与体表感觉投射区有较多的重叠，面积小、不集中，这可能是内脏感觉定位不够准确的原因。

4. **视觉感觉区**　枕叶距状裂的上下缘是视觉的投射区，左眼颞侧视网膜和右眼鼻侧视网膜的传入纤维投射到左侧枕叶皮质，右眼颞侧视网膜和左眼鼻侧视网膜的传入纤维投射到右侧枕叶皮质；视网膜上半部投射到距状裂的上缘、下半部投射到下缘，视网膜中央的黄斑区投射到距状裂的后部，视网膜周边区投射到距状裂的前部。

5. **听觉感觉区**　听觉的投射是双侧性的，即一侧皮质代表区接受双侧耳蜗听觉感受器传来的冲动。其代表区位于颞横回和颞上回。

6. **嗅觉区与味觉区**　嗅觉投射到边缘叶的前底部区域；味觉投射到中央后回头面部感觉投射区的下侧。

四、痛觉

痛觉是伤害性刺激作用于机体时产生的一种不愉快的感觉，常伴有情绪变化和防卫反应。痛觉作为机体受损害时的一种报警系统，具有保护性作用。

1. **痛觉感受器**　痛觉感受器是游离神经末梢，分布十分广泛。引起痛觉不需要特殊的适宜刺激，任何性质的刺激只要达到一定强度造成组织损伤时，释放 K^+、H^+、组胺、5 - 羟色胺、缓激肽等致痛性化学物质，可使游离神经末梢去极化，发放神经冲动，传入中枢引起痛觉。

2. **皮肤痛觉**　当伤害性刺激作用于皮肤时可先后引起两种性质不同的痛觉，即快痛和慢痛。最先出现的是快痛，它是受刺激后立即出现的尖锐的"刺痛"，其特点是产生和消失迅速，感觉清楚，定位明确。慢痛是受刺激后 0.5 ~ 1.0 秒出现的"烧灼痛"，其特点是定位不太准确，持续时间长，并伴有情绪、心血管和呼吸方面的变化。在外伤时，这两种痛觉相继出现，不易区分；但皮肤炎症时，常以慢痛为主。

3. **内脏痛与牵涉痛**　内脏痛是内脏器官受到伤害性刺激时产生的疼痛。其感受器也是游离神经末梢。与皮肤痛相比，内脏痛具有以下特征：①缓慢、持久，定位不精确，对刺激分辨能力差；②对切割、烧灼等刺激不敏感，而对机械性牵拉、痉挛、缺血、炎症等刺激敏感；③常伴有牵涉痛。内脏痛是临床常见症状之一，了解疼痛的部位、性质和时间等规律对某些疾病的诊断具有重要的参考价值。

某些内脏疾病引起体表一定部位发生疼痛或痛觉过敏的现象，称为牵涉痛。如阑尾炎早期出现脐周或上腹疼痛；心肌缺血时可引起心前区、左肩和左上臂尺侧缘疼痛；胆囊炎、胆石症时可出现右肩胛部疼痛；胃溃疡或胰腺炎时可出现左上腹和肩胛间的疼痛；肾结石时可出现腹股沟区疼痛等。牵涉痛对某些疾病的诊断具有一定的价值（图 10 - 12）。

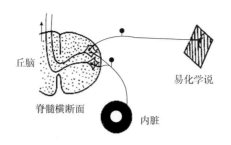

图 10 –12　牵涉痛产生机制

知识链接

疼痛的治疗

　　在临床上，为了解除疾病给患者带来的疼痛，在治疗原发疾病的同时还应采取适当的镇痛方法。目前的主要镇痛方法有：①药物镇痛，包括局麻药和镇痛药。局麻药主要通过阻断神经冲动的传导来达到镇痛作用。镇痛药一种是麻醉性镇痛药，它通过激发机体内源性镇痛系统发挥作用；另一种是非麻醉性镇痛药，是通过抑制致痛物质前列腺素的合成而发挥作用。②外科手术镇痛，它是通过在痛觉传导通路的不同水平切断或损毁上行的痛觉传入纤维而发挥作用。③刺激镇痛，包括针刺穴位、周围神经刺激和脑内刺激。

第三节　神经系统对躯体运动的调节

　　人体各种复杂的躯体运动都是在中枢神经系统的控制下，通过骨骼肌的收缩和舒张活动完成的。躯体运动最基本的中枢在脊髓，最高中枢在大脑皮质。

一、脊髓对躯体运动的调节

　　脊髓是完成躯体运动最基本的反射中枢，在其前角主要存在着支配骨骼肌的 α 和 γ 运动神经元，它们释放的递质都是乙酰胆碱；其次还有 β 运动神经元，发出的神经纤维对骨骼肌的梭内肌和梭外肌都有支配作用，但其功能尚不十分清楚。另外这些神经元同样也存在于脑干的神经核。脊髓 α 运动神经元和脑干运动神经元接受从脑干到大脑皮质各级高位中枢发出的下传中枢信息，也接受来自躯干四肢和头面部皮肤、肌肉和关节等处的外周信息，产生一定的反射传出冲动，直达所支配的骨骼肌。因此，它们是躯体运动反射的"最后公路"。

α 运动神经元支配骨骼肌的梭外肌纤维。由一个 α 运动神经元及其所支配的全部肌纤维组成的功能单位称为运动单位。

γ 运动神经元支配骨骼肌的梭内肌纤维。其兴奋性较高，常以较高的频率持续放电，可调节肌梭感受装置的敏感性。

（一）神经 - 肌肉接头的兴奋传递

骨骼肌属于随意肌，在中枢神经控制下接受躯体运动神经支配。躯体运动神经纤维在接近骨骼肌细胞时失去髓鞘，轴突末梢部位形成膨大并嵌入到由肌膜形成的凹陷中，形成神经 - 肌肉接头。当运动神经元兴奋后，冲动通过该结构传递到骨骼肌，从而引起骨骼肌细胞的兴奋和收缩。

1. 神经 - 肌肉接头的结构　神经 - 肌肉接头由接头前膜、接头后膜和接头间隙 3 部分组成（图 10 - 13）。接头前膜是嵌入到肌细胞膜凹陷中的轴突末梢的细胞膜。轴突末梢中含有许多小囊泡，称为突触小泡。一个突触小泡含有大约 1 万个乙酰胆碱（ACh）分子。接头后膜是与接头前膜相对应的凹陷的肌细胞膜，又称终板膜。接头后膜又进一步向细胞内凹陷，形成许多皱褶，用以扩大它与接头前膜的接触面积，有利于兴奋的传递。接头后膜上有与 ACh 相结合的受体。接头前膜与接头后膜之间的间隙称为接头间隙，其中充满细胞外液。

2. 神经 - 肌肉接头的兴奋传递过程　神经冲动沿着神经纤维传到轴突末梢，使接头前膜发生去极化，接头前膜上电压门控 Ca^{2+} 通道开放，细胞外液中的 Ca^{2+} 顺着浓度差进入神经末梢内，使末梢内 Ca^{2+} 浓度升高，可促使囊泡向前膜内侧面移动，使囊泡与接头前膜融合、破裂，并以出胞的方式将囊泡内的 ACh 释放到接头间隙，ACh 与终板膜上的 N 型 ACh 受体结合。这是一个离子通道型受体（通道耦联受体），当 ACh 与受体结合后引起构型改变，使通道开放，从而使细胞膜对 Na^+、K^+ 的通透性增加，引起 Na^+ 内流和 K^+ 外流，但以 Na^+ 内流为主，使终板膜发生去极化，终板膜上这一去极化的电位变化称为终板电位。终板电位（属于局部电位）向周围扩散，影响临近肌细胞膜，使之产生去极化，当达到阈电位时就使肌细胞膜上电压门控 Na^+ 通道大量开放，暴发动作电位，并传播到整个肌细胞膜，使肌细胞产生兴奋和收缩，从而完成神经 - 肌肉接头处的兴奋传递。接头前膜一次释放的 ACh，足以使终板膜暴发一次动作电位（图 10 - 13）。

3. 神经 - 肌肉接头兴奋传递的特点　神经 - 肌肉接头的兴奋传递与动作电位在神经纤维上的传导不同，它有以下特点：

（1）单向传递　兴奋只能由接头前膜传向接头后膜，而不能反传。

（2）时间延搁　兴奋通过神经 - 肌肉接头需要 0.5 ~ 1.0 毫秒，远比神经冲动通过同样距离的神经纤维要慢得多。

（3）易受内环境变化的影响　细胞外液的离子成分、pH、药物等容易影响神经 - 肌肉接头的传递。

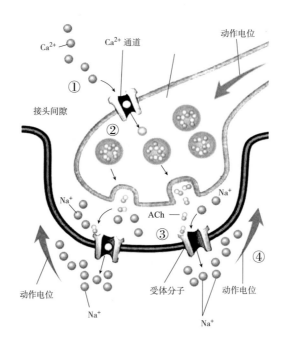

图 10 - 13　神经 - 肌肉接头处兴奋传递过程示意图

(二) 牵张反射

当骨骼肌受到外力牵拉而伸长时，可反射性地引起受牵拉肌肉的收缩，称为牵张反射。

1. **牵张反射的反射弧**　牵张反射的感受器是肌梭，肌梭是一种感受肌肉长度变化或牵拉刺激的梭形装置，两端细小，中间膨大，外面有一层结缔组织膜。膜内含 6 ~ 12 条特殊的肌纤维，称为梭内肌纤维；膜外的普通肌纤维，称为梭外肌纤维。梭内肌纤维的中间部分是感受装置（称螺旋状感受器），两端是收缩成分，两者呈串联关系。肌梭附着于肌腱或梭外肌纤维上，与梭外肌纤维平行排列，呈并联关系。传入神经为肌梭感觉传入纤维，中枢是脊髓前角的 α 运动神经元，传出纤维是 α 运动神经元发出的神经纤维，效应器是梭外肌。因此，牵张反射反射弧的显著特点是感受器和效应器在同一块肌肉中（图 10 - 14）。

当梭外肌纤维被牵拉变长时，肌梭也被拉长，其中间部分的螺旋状感受器受到刺激而兴奋，冲动沿着肌梭传入纤维传入脊髓，引起 α 运

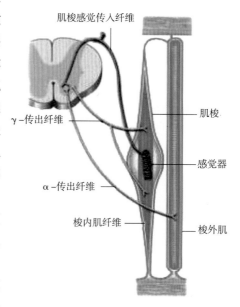

图 10 - 14　骨骼肌牵张反射示意图

动神经元活动加强和梭外肌收缩，产生一次牵张反射。

2. **牵张反射的类型**　根据牵拉形式和肌肉收缩反应的不同，牵张反射可分为腱反射和肌紧张两种类型。

（1）腱反射　是指快速牵拉肌腱时发生的牵张反射，它表现为被牵拉肌肉快速而明显地缩短。例如，当叩击髌骨下方的股四头肌肌腱时，可使股四头肌发生一次快速收缩，称为膝跳反射。腱反射是单突触反射，反射时间很短，反应范围只限于受牵拉的肌肉，肌肉的收缩几乎是同步收缩。临床上常采用检查腱反射的方法来了解神经系统的某些功能状态。

（2）肌紧张　是指缓慢持续牵拉肌腱时所引起的牵张反射，表现为受牵拉的肌肉发生紧张性收缩，阻止被拉长。这是多突触反射，其效应器也是同一块肌肉，但不是同步收缩，而是由同一肌肉中不同的运动单位进行交替收缩产生的，所以肌紧张能维持较久而不易发生疲劳，产生的收缩力量也不大，不会引起躯体明显的移位。肌紧张是维持躯体姿势最基本的反射，是姿势反射的基础。如果其反射弧的任何一部分受到破坏，躯体的正常姿势也就无法维持。

（三）脊休克

当机体的脊髓与高位中枢突然离断后，断面以下的脊髓暂时丧失反射活动能力而进入无反应状态，这种现象称为脊休克。其主要表现为断面以下脊髓所支配的骨骼肌紧张性降低、外周血管扩张、血压下降、发汗反射消失、尿粪潴留等，这说明躯体运动和内脏反射活动减退甚至消失。脊休克产生的原因并不是因为脊髓损伤的刺激本身引起的，而是由于离断面以下的脊髓突然失去高位中枢的易化作用所产生的。

脊休克是暂时现象，可逐渐恢复，这一点在反射弧分析实验中已经得到验证。不同动物恢复时间长短不一。动物越低等，对高位中枢的依赖性越小，其恢复所需要的时间越短。如蛙类只需数分钟，犬需数日，猴子需要 3 周左右，人则需要数周至数月。在恢复过程中，一般比较简单、原始的反射先恢复，如屈反射、腱反射；然后是比较复杂的反射，如对侧伸肌反射、搔扒反射等。反射恢复后有些反射比正常时加强并扩散。脊休克后反射活动的恢复，并不是被切断的神经纤维接通，而是脊髓自身反射功能的表现。脊休克的产生和恢复，说明脊髓可以独立完成某些反射活动。

二、脑干对肌紧张的调节

（一）脑干网状结构易化区与抑制区

脑干对肌紧张的调节主要是通过脑干网状结构易化区和抑制区的活动来实现的。

1. **脑干网状结构易化区**　脑干网状结构中具有加强肌紧张及肌肉运动的区域，称为易化区。它包括延髓网状结构的背外侧部分、脑桥的被盖、中脑的中央灰质及被盖，也包括下丘脑和丘脑中线核群（图 10 - 15）。刺激这一区域使肌紧张加强，这一作用称为下行易化作用。其作用途径是通过网状脊髓束向下与脊髓前角的 γ 运动神经元联系，

使 γ 运动神经元传出冲动增加，梭内肌纤维收缩，肌梭敏感性升高，从而增强肌紧张。另外，该区对 α 运动神经元也有一定的易化作用。

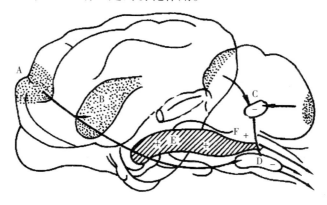

图 10 – 15　脑干网状结构易化区与抑制示意图

A：运动皮层；B：基底神经节；C：小脑；D：网状结构抑制区；
E：网状结构易化区；F：前庭神经核

2. **脑干网状结构抑制区**　脑干网状结构中具有抑制肌紧张及肌肉运动的区域，称为抑制区。刺激这一区域可抑制肌紧张，称为下行抑制作用，位于延髓网状结构的腹内侧部分（图 10 – 15）。它接受大脑皮质抑制区、纹状体和小脑前叶蚓部的冲动，通过网状脊髓束经常抑制 γ 运动神经元，使肌梭敏感性降低，从而降低肌紧张，发挥对肌紧张的抑制作用。

上述易化和抑制区作用相互拮抗，相对平衡，以维持正常的肌紧张和姿势平衡。当其平衡失调时，将出现肌紧张亢进或减弱。

（二）去大脑僵直

正常情况下，易化区的活动较强，抑制区的活动较弱，两者在一定水平上保持相对平衡，以维持正常肌紧张。在动物实验中发现，如在中脑上、下丘之间切断脑干，动物会出现四肢伸直、头尾昂起、脊柱挺硬等伸肌过度紧张的现象，称为去大脑僵直。这种现象的发生是因为切断了高位抑制中枢与脑干网状结构抑制区的功能联系，造成抑制区活动减弱而易化区活动相对增强。人类在患中脑疾病出现去大脑僵直时，表现为头后仰、上下肢均僵直伸直、上臂内旋、手指屈曲，它提示病变已严重侵犯脑干，是预后不良的信号。

三、小脑对躯体运动的调节

1. **维持身体平衡**　前庭小脑的主要功能是维持身体平衡，如果这个部分受到损伤，患者表现为身体无法保持平衡、站立不稳、步态蹒跚、经常跌倒。在躯体得到支持物扶持时，其随意运动仍能协调进行。

2. **调节肌紧张**　脊髓小脑具有调节肌紧张的功能。脊髓小脑有易化和抑制肌紧张的作用，在人及高等动物则以易化作用占优势。因此，脊髓小脑损伤时，常出现肌无力、肌紧张降低等现象。

3. 协调随意运动　脊髓小脑和皮质小脑共同参与协调随意运动。脊髓小脑与脑桥、大脑皮质运动区有着环路联系，其主要功能是调节进行中的运动，协调大脑皮质对随意运动进行适时的控制。皮质小脑与大脑皮质感觉区、运动区、联络区构成回路，其主要功能是参与随意运动的设计和程序的编制。人体进行的各种技巧运动，都是通过大脑皮质与小脑不断进行信息联系、反复协调而逐步形成的。小脑损伤的患者，随意运动的力量、速度、方向及准确性都会发生紊乱，表现为行走摇晃、步态蹒跚、指物不准等，这种小脑损伤后的动作性协调障碍，称为小脑性共济失调。它同时还可出肌张力减退和肌无力及精细动作终末出现震颤（意向性震颤）等症状。

四、基底核对躯体运动的调节

基底核是指大脑基底部的一些核团，主要包括尾状核、壳核和苍白球、丘脑底核、中脑的黑质和红核。苍白球又称为旧纹状体；尾状核和壳核称为新纹状体。黑质和纹状体之间有许多往返的纤维联系，从黑质到纹状体的纤维是多巴胺能系统，从纹状体到黑质的纤维是 γ - 氨基丁酸（GABA）能系统，此外在纹状体内部还有 ACh 能系统。多巴胺能系统的作用是抑制 ACh 递质系统的功能；反过来纹状体 ACh 递质系统和 γ - 氨基丁酸（GABA）能系统则抑制多巴胺能系统的功能（图 10 - 16）。

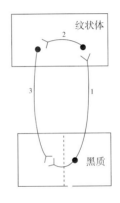

图 10 - 16　黑质纹状体环路示意图
1：多巴胺能神经元；2：胆碱能神经元；
3：γ 氨基丁酸能神经元

目前，纹状体被认为是皮质下控制躯体运动的重要中枢，基底核损伤的临床表现可分为两大类：一类是运动过少而肌紧张增强，例如帕金森病表现为全身肌肉强直、随意运动减少、动作缓慢、面部表情呆板、常出现静止性震颤等。病因主要是中脑黑质的多巴胺能神经元变性，多巴胺合成释放减少、减弱或无法抑制乙酰胆碱递质系统的活动，使其活动相对亢进所致。另一类是运动过多而肌紧张降低，如舞蹈病，又称亨廷顿病，其主要表现是患者在进行随意运动时总伴有一系列无意义的、无法控制的多余动作，主要是上肢和头面部无目的的舞蹈样动作。抽搐早期出现在肢体远端，伴有肌张力下降，其主要病因是新纹状体病变，新纹状体内胆碱能与 γ - 氨基丁酸能神经元功能减退，使其对黑质的反馈抑制功能受损，导致黑质内多巴胺能神经元功能亢进。

五、大脑皮质对躯体运动的调节

（一）大脑皮质运动区

人类的大脑皮质运动区主要在中央前回。它对躯体运动的控制具有下列特征：

1. 交叉性支配　一侧皮质运动区主要支配对侧躯体运动，但头面部肌肉的支配多数是双侧的（如脸上部肌肉）。所以，当一侧内囊损伤时，将引起对侧躯体肌肉、脸下部肌肉及舌肌发生瘫痪，而脸上部肌肉由于受双侧控制并不完全麻痹。

2. 倒置安排　定位安排呈倒置，但头面部代表区的内部安排是正立的。

3. 区域大小与运动的精细程度有关　愈精细复杂的肌肉，在皮质运动区内所占的范围愈大。

大脑皮质运动区对躯体运动的调节是通过下行的运动传导通路实现的。

（二）运动的下行传导通路及功能

由大脑皮质运动区发出，经内囊、脑干下行而到达脊髓前角运动神经元的传导系统称为皮质脊髓束，它分为皮质脊髓侧束和皮质脊髓前束。其中皮质脊髓侧束主要功能是控制四肢远端的肌肉，与精细的、技巧性的运动有关；皮质脊髓前束主要功能是控制躯干四肢近端肌肉，尤其是屈肌，与姿势的维持和粗大运动有关。由皮质发出到达脑神经运动核的纤维称为皮质脑干束。

1. 锥体系及功能　皮质脊髓束和皮质脑干束组成锥体系，是发动随意运动的重要通路。由锥体系下传的冲动主要兴奋脊髓前角的 α 运动神经元，从而发动随意运动；也可使 γ 运动神经元兴奋，调整肌梭的敏感性以协调随意运动。两者协调活动控制着肌肉的精细活动。

2. 锥体外系及功能　是指锥体系以外所有控制脊髓运动神经元活动的下行通路。其组成包括大脑皮质、纹状体、小脑、丘脑、中脑红核和黑质、前庭核、脑干网状结构等发出的纤维。从大脑皮质发出的纤维需在这些部位多次换元，再到脊髓前角运动神经元，还常有反馈回路。锥体外系的主要功能是调节肌紧张和协调肌群的运动。

第四节　神经系统对内脏活动的调节

人体内脏器官的活动主要受自主神经系统的调节。自主神经系统又称为植物神经系统或内脏神经系统。自主神经系统按结构和功能的不同分为交感神经系统和副交感神经系统两部分。一般情况下，自主神经系统仅指支配内脏器官的传出神经，其功能主要是调节心肌、平滑肌及腺体的活动。

一、内脏神经系统的结构功能特征

（一）内脏神经系统的结构特征（图 10-17）

1. 起源和分布　交感神经起源于脊髓胸腰段（胸 1~腰 3）灰质侧角，在体内分布非常广泛，几乎遍及所有内脏器官；副交感神经起源于脑干副交感神经核和脊髓骶段第 2~4 节灰质相当于侧角的部位，其分布比较局限，某些部位不受该类神经的支配。

2. 节前纤维和节后纤维　自主神经由中枢到达效应器之前，在周围神经节内换元，故有节前纤维和节后纤维之分。交感神经的节前纤维短、节后纤维长，一根节前纤维可与许多个节后神经元联系，故刺激交感神经节前纤维引起的反应比较弥散；副交感神经则相反。

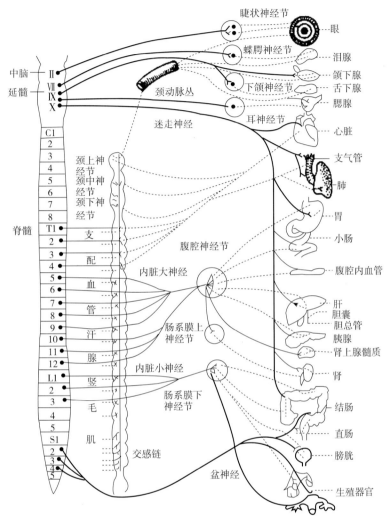

图 10 - 17　自主神经分布示意图

细线：交感神经；粗线：副交感神经；实线：节前纤维；虚线：节后纤维

（二）内脏神经系统的功能特征

1. **双重神经支配**　人体多数器官都受交感和副交感神经的双重支配。但还有少数器官如皮肤和肌肉的血管、汗腺、竖毛肌、肾上腺髓质等只有交感神经支配，没有副交感神经支配。

2. **功能相互拮抗**　交感神经和副交感神经对同一器官的作用一般情况下为相互拮抗。例如，交感神经对心脏活动具有兴奋作用而迷走神经具有抑制作用。但有例外，如对唾液腺的支配，两者均可使其分泌；但交感神经兴奋时分泌的唾液比较黏稠，副交感神经兴奋时分泌的唾液比较稀薄。

3. **具有紧张性作用**　自主神经对内脏器官不断发放少量的神经冲动，使效应器经常保持一定的活动状态，这就是紧张性作用。各种功能活动的调节都是在紧张性活动的基础上进行的。例如，在动物实验中切断动物的心迷走神经，心率加快；切断其心交感神经，心率减慢。

4. 功能受效应器所处功能状态的影响　自主神经的活动度与效应器当时的功能状态有关。例如，刺激交感神经可引起未孕动物子宫运动的抑制，而对有孕子宫却可加强其运动。胃幽门处于收缩状态时，刺激迷走神经能使之舒张；而幽门处于舒张状态时，刺激迷走神经则使之收缩。

二、自主神经的递质和受体

本文主要介绍由传出神经末梢释放的外周神经递质及相应受体。

（一）递质

神经递质是指突触前神经元合成并在轴突末梢处释放的参与信息传递的化学物质。神经递质可按其产生部位的不同分为外周神经递质和中枢神经递质两大类。神经递质必须与相应的受体结合才能发挥作用。交感神经与副交感神经的递质主要有乙酰胆碱（ACh）和去甲肾上腺素（NE）两种。末梢释放 Ach 的神经纤维称为胆碱能纤维。所有交感神经与副交感神经节前纤维、大多数副交感神经节后纤维、少数交感神经节后纤维（支配汗腺的交感神经纤维和支配骨骼肌血管的交感舒血管纤维）都是胆碱能纤维。末梢释放 NE 的神经纤维称为肾上腺素能纤维。多数交感神经节后纤维（除支配汗腺和骨骼肌血管的交感胆碱能纤维外）属于肾上腺素能纤维。

（二）受体

受体是指存在于细胞膜上或细胞内能与某些化学物质（如递质、激素）特异性结合并传递信息的特殊蛋白质。凡能与 ACh 特异结合的受体称为胆碱能受体，能与 NE 或肾上腺素（Adr）结合的受体称为肾上腺素能受体。

1. 胆碱能受体

（1）M 受体　又称毒蕈碱受体。M 受体广泛存在于副交感神经节后纤维支配的效应器细胞、交感神经节后纤维支配的汗腺和骨骼肌血管的平滑肌上。M 受体与乙酰胆碱结合后产生一系列副交感神经兴奋的效应，如心脏活动被抑制，支气管、消化道平滑肌和膀胱逼尿肌收缩，消化腺分泌增加，瞳孔缩小，汗腺分泌增加，骨骼肌血管舒张等，这些作用统称为 M 样作用。阿托品是其阻断剂。有机磷农药对胆碱酯酶有选择性抑制作用，致使乙酰胆碱不能被迅速水解而大量积聚，使 M 样作用加剧，出现 M 样症状。

（2）N 受体　又称烟碱受体，与乙酰胆碱结合后导致节后神经元或骨骼肌兴奋，称为 N 样作用。有机磷农药可以引起 N 样症状。N 受体可分为 N_1、N_2 两个亚型。N_1 受体存在于交感和副交感神经节神经元的突触后膜上和中枢神经系统中，六烃季胺是其阻断剂；N_2 受体分布于骨骼肌终板膜上，十烃季胺可阻断其作用。筒箭毒既能阻断 N_1 受体，也能阻断 N_2 受体的作用，故在临床上可作为肌肉松弛剂（表 10 – 3）。

表 10 - 3 胆碱能受体

	M 受体	N 受体
名称来源及别称	因具有毒蕈碱样作用即 M 样作用，故称为 M 受体，又称为毒蕈碱受体	因具有烟碱样作用即 N 样作用，故称为 N 受体，又称为烟碱受体
激动剂与阻断剂	M 受体能被毒蕈碱激活；M 受体的作用能被阿托品阻断	N 受体能被烟碱激活；N 受体的作用能被筒箭毒阻断
分型	5 种亚型（$M_1 \sim M_5$ 受体）	2 种亚型（N_1、N_2 受体）
分布	①多数副交感节后（除少数释放肽类、嘌呤类外）支配的细胞膜上；②少数交感节后（支配骨骼肌的舒血管和汗腺）支配的细胞膜上	①自主神经节的突触后膜上（N_1 受体）；②神经－肌肉接头的终板膜上（N_2 受体）
分布特点	广泛分布于中枢、周围神经系统	广泛分布于中枢、周围神经系统
功能效应	M 样作用：抑制心脏活动；使支气管、胃肠平滑肌、膀胱逼尿肌、虹膜环行肌收缩；消化腺分泌增加、汗腺分泌增加、骨骼肌血管舒张	N 样作用：引起自主节后神经元兴奋，引起骨骼肌收缩

2. 肾上腺素能受体

（1）α 受体 去甲肾上腺素或肾上腺素与 α 受体结合后产生的平滑肌效应以兴奋为主，包括血管收缩、子宫收缩和扩瞳肌收缩；但对小肠是抑制效应，引起小肠平滑肌舒张。酚妥拉明是 α 受体的阻断剂。

（2）β 受体 去甲肾上腺素或肾上腺素与 β 受体结合后产生的平滑肌效应以抑制为主，如血管舒张、胃肠平滑肌舒张和支气管舒张等，但心肌却表现为兴奋。普萘洛尔（心得安）是 β 受体的阻断剂。

三、自主神经的功能和意义

1. 自主神经系统的主要功能 自主神经系统的主要功能已在相关章节中叙述过，现按人体系统器官的分类列表，见表 10 - 4。

2. 自主神经系统的生理意义 从上表可以看出，交感神经在体内分布十分广泛，其主要作用是促使机体迅速适应环境的急骤变化。当人体遭遇如剧痛、失血、窒息、恐惧等紧急情况时，将引起交感神经广泛兴奋，表现出一系列交感－肾上腺髓质系统功能亢进的现象，称为应急反应。这一反应包括：呼吸加快，肺通气量增多；心跳加快，心输出量增多，血压升高，内脏血管收缩，肌肉血流量增多，血液重新分配；代谢活动加强，为肌肉收缩提供充分的能量等。这些活动均有利于机体动员各器官的潜力以适应环境的急剧变化。

表 10 - 4　自主神经系统的主要递质、受体及效应

器官	交感神经系统			副交感神经系统		
	递质	受体	效应	递质	受体	效应
心脏	NE	β	心跳加快加强	ACh	M	心跳减弱减慢
血管		α	皮肤及内脏血管收缩、骨骼肌血管收缩	ACh	M	部分血管（如软脑膜、外生殖器血管）舒张
	NE	β	骨骼肌血管舒张			
	ACh	M	骨骼肌血管舒张			
呼吸器官	NE	β	支气管平滑肌舒张	ACh	M	支气管平滑肌收缩
消化器官	NE	β	消化液分泌减少，胃肠平滑肌舒张	ACh	M	消化液分泌增加，胃肠平滑肌收缩
	NE	α	括约肌收缩	ACh	M	括约肌舒张
眼	NE	α	瞳孔扩大	ACh	M	瞳孔缩小
泌尿生殖	NE	β	膀胱逼尿肌舒张，无孕子宫舒张	ACh	M	膀胱逼尿肌收缩，括约肌舒张
	NE	α	括约肌收缩，有孕子宫收缩			
皮肤	NE	α	竖毛肌收缩			
	ACh	M	汗腺分泌			
代谢	NE	α	促进肝糖原分解	ACh	M	促进胰岛素分泌

与交感神经系统相比，副交感神经系统的活动比较局限，它常伴有胰岛素的分泌，故称为迷走 - 胰岛素系统。该系统的活动主要在于促进机体的调整恢复和消化吸收、积蓄能量、加强排泄和生殖功能等。

四、各级中枢对内脏活动的调节

（一）脊髓对内脏活动的调节

脊髓对内脏活动的调节是初级的，一些基本的反射如血管张力反射、发汗反射、排尿反射、排便反射、阴茎勃起反射等都可在脊髓水平完成，但这些反射平时受高位中枢的控制。高位截瘫的患者，在脊休克过去后，上述内脏反射可以逐渐恢复，但由于失去了高位脑中枢的控制，这些反射远不能适应正常生理功能的需要。如排便、排尿反射不受意识控制；虽然能引起应急性发汗，但体温调节性发汗反射消失；容易引起体位性低血压等。

（二）低位脑干对内脏活动的调节

脑干具有许多内脏活动的中枢，其中延髓具有特别重要的作用，如心血管运动、呼吸运动、消化功能等基本中枢都在延髓，故延髓具有生命中枢之称，如果延髓受损有可能导致生命活动停止。此外，在中脑还有瞳孔对光反射中枢，脑桥有呼吸调整中枢。

（三）下丘脑对内脏活动的调节

下丘脑是调节内脏活动的较高级中枢，其主要功能有：

1. 对体温的调节　动物实验证实，体温调节的基本中枢在下丘脑。下丘脑的前部有散热中枢，下丘脑后部有产热中枢，视前区－下丘脑前部存在着温度敏感神经元，它们既能感受所在部位的温度变化，也能对传入的温度信息进行整合。若温度低于或超过调定点水平，即可通过调节产热和散热活动，使体温保持稳定。

2. 对摄食行为的调节　下丘脑内有摄食中枢和饱中枢。实验证实，如果毁坏动物下丘脑外侧区，动物拒绝摄食；用电刺激该区，动物食量大增，所以认为这个区域内有摄食中枢。如果毁坏下丘脑腹内侧核，动物饮食量增大；用电刺激该区，动物停止摄食，所以认为这个区域内存在饱中枢。一般情况下，摄食中枢与饱中枢之间具有交互抑制的关系。

3. 对水平衡的调节　水平衡的维持包括水的摄入与排出，在动物实验中损毁动物的下丘脑可导致动物的烦渴与多尿，这说明下丘脑与机体的水平衡调节有关。在下丘脑的前部存在着渗透压感受器，它能感受血液中的渗透压变化，从而调节下丘脑视上核和室旁核对抗利尿激素的合成和分泌，进而影响肾脏对水的排出。

4. 对垂体分泌的调节　下丘脑能够合成多种调节性多肽，这些多肽经垂体门脉系统到达腺垂体，促进或抑制各种腺垂体激素的分泌。下丘脑还有监察细胞存在，该细胞能够感受血液中一些激素浓度的变化，反馈调节下丘脑调节肽的分泌。

5. 对生物节律的控制　机体内的许多活动能按一定的时间顺序发生周期性变化，这一现象称为生物节律。它可分为日节律、月节律、年节律等。对人体来说，日节律是最重要的，如血细胞数、体温、促肾上腺皮质激素分泌等都存在着日周期的变动；月经周期则是月节律。下丘脑的视交叉上核可能是控制日周期的关键部位。

6. 对情绪反应的影响　下丘脑有和情绪反应密切相关的结构，在间脑水平以上切除大脑的猫可出现张牙舞爪、毛发竖起、心跳加速、呼吸加快、瞳孔扩大、血压升高等交感神经亢奋的表现，好似发怒，称为"假怒"。近年来还证明，在下丘脑近中线两旁的腹内侧区存在"防御反应区"，刺激该区可表现出防御行为。在临床上，人类的下丘脑疾病，也常常出现不正常的情绪反应。

（四）大脑皮质对内脏活动的调节

大脑皮质对内脏活动的调节，目前了解不多，与内脏活动关系密切的皮质结构是边缘系统和新皮质的某些区域。

1. 边缘系统　边缘系统包括边缘叶及与其有密切关系的皮质和皮质下结构。边缘系统是内脏活动的重要中枢，有人称之为内脏脑。它可调节呼吸、胃肠、瞳孔、膀胱等活动，还与情绪、记忆、食欲、生殖和防御等活动有密切关系。

2. 新皮质　实验发现，新皮质的某些区域也与内脏活动关系密切。如电刺激皮质运动区及其周围区域，除引起不同部位的躯体运动外，还可引起血管舒缩、汗腺分泌、呼吸运动、直肠和膀胱活动的改变。

第五节　脑的高级功能和脑电活动

人的大脑除了能形成感觉、调节躯体运动和内脏活动等功能外，还有一些更为复杂的学习、记忆、语言、思维和睡眠等高级功能。这些高级功能与大脑皮质的活动密切相关。

一、条件反射

神经系统的基本活动方式是反射，反射活动可分为条件反射和非条件反射两大类。条件反射的研究方法是由著名的生理学家巴甫洛夫创立的。

（一）条件反射的形成

条件反射是在非条件反射的基础上形成的。在动物实验中，给狗进食会引起唾液分泌，这是非条件反射，食物是非条件刺激。给狗以铃声、灯光刺激并不引起唾液的分泌，因为它们与进食无关，故称为无关刺激。但是如果在给狗进食前出现铃声或灯光，然后再给食物，经过多次重复后，每当铃声或灯光出现时，即使不给狗食物，狗也会有唾液的分泌，这就是建立了条件反射。此时铃声、灯光不再是无关刺激，而成为进食的信号，因而称为条件刺激。这种由条件刺激引起的反射称为条件反射。由此可见，条件反射形成的基本条件是无关刺激与非条件刺激在时间上的多次结合，这个过程称为强化。

有些条件反射比较复杂，动物必须通过自己完成一定的动作或操作，才能得到强化，这类条件反射称为操作式条件反射。如训练动物走迷宫、表演某种动作等。

（二）人类条件反射和两种信号系统

巴甫洛夫认为大脑皮质最基本的活动是信号活动（条件反射），而信号可分为第一信号和第二信号两大类。

现实的具体信号，即客观存在的具体事物的理化性质，如灯光、铃声及食物的形状、气味等统称为第一信号。对第一信号发生反应的大脑皮质功能系统，称为第一信号系统，该系统为人类和动物所共有。

现实的抽象信号，即语言和文字等称为第二信号。对第二信号发生反应的大脑皮质功能系统称为第二信号系统，这是人类所特有的。人类由于有了第二信号系统的活动，就能借助语言、文字来表达思维，进行学习，并通过抽象思维进行推理，扩展认识的能力和范围，发现掌握事物的规律和联系，以便认识世界和改造世界。作为医务工作者，在诊治和护理患者时，既要重视药物、手术等的治疗，还应注意语言、文字对患者的作用，为患者的康复提供优质的医疗服务。

二、学习与记忆

学习与记忆是两个相互联系的神经活动过程。学习是指人或动物通过神经系统接受外界环境信息获得新的行为习惯（即经验）的过程。记忆则是将学到的信息在脑内贮存和"读出"的过程。学习是记忆的基础，记忆是学习发展的结果。

（一）学习的形式

1. 非联合型学习　非联合型学习又称简单学习，在接受的刺激与机体的反应之间不需要建立某种明确的联系。习惯化和敏感化都属于这种类型的学习。例如人们对有规律出现的强噪音会逐渐减弱反应，就属于习惯化；相反，在强的伤害性刺激之后，对弱刺激的反应会加强，这属于敏感化。

2. 联合型学习　联合型学习是两个事件在时间上很靠近地重复发生，需要在神经系统接受刺激与机体产生反应之间建立某种确定的联系。如经典的条件反射和操作式条件反射都属于这种类型的学习。从这个意义上说，学习的过程实际上就是建立条件反射的过程。

（二）记忆的过程

外界通过感觉器官进入大脑的信息很多，但大部分都被遗忘，能被长期保留和贮存在记忆中的约占 1%。人类的记忆过程可分为 4 个阶段：即感觉性记忆、第一级记忆、第二级记忆和第三级记忆。感觉性记忆指人体获得信息后，在脑内感觉区的贮存阶段，时间不超过 1 秒钟，如果没有经过注意和处理就会很快消失。第一级记忆是将感觉性记忆得来的信息，经过加工处理，整合成新的连续的印象，从而转入第一级记忆。这个阶段时间也很短，平均为几秒钟。感觉性记忆和第一级记忆属于短时性记忆。第二级记忆是一个大而持久的贮存系统，持续时间可由数分钟到数年。由第一级记忆转入第二级记忆的重要条件是反复学习，使信息在第一级记忆中多次循环，延长了信息在第一级记忆中停留的时间，这样容易使信息转入第二级记忆中。有些记忆如自己的名字或每天都在进行的操作手艺等，通过多年的反复运用，几乎是不会被遗忘的，它贮存在第三级记忆中。第二级记忆和第三级记忆属于长时性记忆。

三、大脑皮质的语言中枢

语言活动的中枢主要集中在一侧大脑半球，此称为语言中枢的优势半球。习惯用右手的人，其优势半球在左侧。左侧半球在语言活动功能上占优势，而右侧半球则在非语词性认识功能上占优势，如对空间的辨认、图像视觉认识、音乐欣赏等（图10－18）。

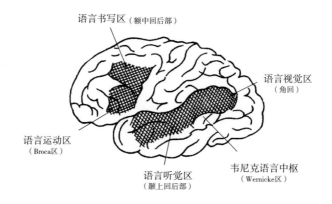

图 10 –18　大脑皮层语言代表区

四、大脑皮质的电活动

大脑皮质神经元的生物电活动有两种形式，一种是自发脑电活动，另一种是诱发脑电活动。

（一）正常脑电图的波形和意义

大脑皮质的生物电活动是大脑皮质自发产生的节律性电位变化，称为自发脑电活动。临床上使用脑电图机描记到的自发脑电活动的曲线，称为脑电图（EEG）。正常脑电图的波形（图 10 – 19）依据频率的不同可分为 4 种基本波形（表 10 – 5）。

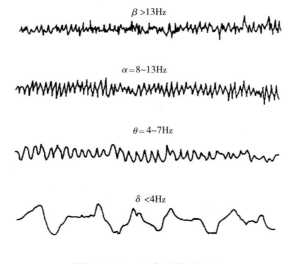

图 10 –19　正常脑电波图形

表 10 - 5　脑电波的比较

	δ 波	θ 波	β 波	α 波
频率（Hz）	0.5 ~ 3	4 ~ 7	14 ~ 30	8 ~ 13
波幅（μV）及其特征	20 ~ 200 高幅、同步化慢波	100 ~ 150 高幅、同步化慢波	5 ~ 20 低幅、去同步化快波	20 ~ 100 高幅、同步化慢波
常见部位	颞叶、枕叶	颞叶、顶叶	额叶、顶叶	枕叶
出现条件	婴幼儿，成人熟睡时	少年，成人困倦时	成人活动时	成人安静闭目清醒时
常见年龄	婴幼儿、成人	儿童、成人	成人	成人
意义	抑制状态	抑制状态	兴奋状态	抑制状态

1. α 波　频率为每秒 8 ~ 13 次，波幅为 20 ~ 100μV。人类 α 波在清醒、安静、闭眼时出现。当睁开眼睛或接受其他刺激（如声音、触觉、思维活动等）时，α 波立即消失转而出现 β 波，这一现象称为 α 波阻断。如果受试者又安静闭眼，则 α 波又重新出现。

2. β 波　频率为每秒 14 ~ 30 次，波幅为 5 ~ 20μV。因其较 α 波频率高而幅度低，故常称之为快波。一般认为，β 波是新皮质处在紧张活动状态下的主要脑电活动表现。在额叶和顶叶比较显著。

3. θ 波　频率为每秒 4 ~ 7 次，波幅为 100 ~ 150μV。在少年或成年人困倦时出现。

4. δ 波　频率为每秒 0.5 ~ 3 次，波幅为 20 ~ 200μV。婴儿常可见到 δ 波。成人在清醒时见不到 δ 波，但在睡眠期间可以出现，极度疲劳或麻醉状态下也可出现。

（二）皮质诱发电位

在外加刺激引起感觉冲动的激发下，大脑皮质的某一区域产生的电变化，称为皮质诱发电位。如果将颅骨打开，直接在皮质表面安放电极引导，所记录出的脑电波称为皮质脑电图。

五、觉醒与睡眠

觉醒与睡眠是人类和哺乳类动物最明显的昼夜节律之一，是机体必不可少的生理过程。人类觉醒时可以从事各种体力和脑力劳动，睡眠时精力和体力得到了休息和恢复。睡眠障碍常导致神经系统特别是大脑皮质活动失常，使记忆力减退、工作能力下降等。

（一）觉醒

实验表明，刺激动物脑干网状结构能唤醒动物，脑电波呈去同步化快波；而在头端切断脑干网状结构则出现昏睡现象，脑电呈现同步化慢波。这说明脑干网状结构具有上行唤醒作用，因此称为网状上行激动系统。觉醒状态有行为觉醒和脑电觉醒之分，前者指行为上表现为觉醒，即对新异刺激有探究行为；后者指行为上不一定表现为觉醒，但脑电却呈现快波。

（二）睡眠

1. **睡眠的概念** 睡眠是由于机体内部的需要使感觉活动和运动性活动暂时停止，给予适当刺激就能使其立即觉醒的状态。

2. **睡眠的时间** 正常人每天睡眠所需时间依年龄、个体而有不同。一般成人每天需 7～9 小时，新生儿需 18～20 小时，儿童的睡眠时间要比成人长，老年人睡眠时间较短。同一个人的不同时期，由于生理状态的变化，所需的睡眠时间会有所增减。如女性的月经期睡眠时间可能会增长，孕妇常常需要每天超过 10 小时的睡眠。重体力劳动或体育运动后睡眠时间一般延长，而过度的脑力劳动却常常使人睡眠时间减少。

3. **睡眠的时相** 睡眠有正相睡眠（慢波睡眠）和异相睡眠（快波睡眠或快速眼球运动睡眠）两种时相。夜间睡眠多数处于正相睡眠状态，其脑电波为同步化慢波，此时生长素的分泌明显增多，有利于机体的生长发育和体力的恢复。异相睡眠期间，各种感觉功能进一步减退，以致唤醒阈提高；骨骼肌反射活动和肌紧张进一步减弱，肌肉几乎完全松弛；有间断的阵发性表现，如部分躯体抽动、血压升高、心率加快、眼球快速运动等。

正相睡眠和异相睡眠两个时相交替出现。成年人睡眠一开始首先进入正相睡眠，持续 80～120 分钟后转入异相睡眠；异相睡眠持续 20～30 分钟后又转入正相睡眠，以后再转入异相睡眠。整个睡眠期间，这种转化反复 4～5 次，越接近睡眠后期，异相睡眠持续时间越长。在成年人，正相睡眠和异相睡眠均可直接转为觉醒状态；但觉醒状态只能进入正相睡眠，而不能直接进入异相睡眠。在异相睡眠期间，若将其唤醒，被试者往往会报告他正在做梦。因此，一般认为做梦是异相睡眠的特征之一。异相睡眠期间脑内蛋白质合成加快，有助于建立新的突触联系而促进学习记忆活动和促进精力恢复。但由于异相睡眠会出现阵发性表现，这可能与某些疾病在夜间发作有关。

4. **睡眠的机制** 关于睡眠产生的机制，大多认为在脑干尾端存在着一个睡眠中枢，其向上传导可作用于大脑皮质，并与上行激动系统相拮抗，从而调节睡眠与觉醒的相互转化。正相睡眠可能与脑干内 5－羟色胺递质系统的活动有关，异相睡眠可能与脑干内 5－羟色胺和去甲肾上腺素递质系统的活动有关。

5. **睡眠的意义** 睡眠对每个人来说是必不可少的，适宜而充足的睡眠既可以消除疲劳，也可以预防疾病的发生或促进病情的减轻与好转、促进生长发育、延长人的寿命。所以睡眠对人类身心健康具有重要意义。

复习思考题

一、名词解释

突触　牵涉痛　神经递质　牵张反射　脊休克　去大脑僵直

二、简答题

1. 简述兴奋性突触与抑制性突触传递的过程。

2. 特异性投射系统与非特异性投射系统有何区别？

3. 简述自主神经系统对内脏活动的调节，试列表比较。

第十一章 内分泌系统

 知识要点

1. 描述生长素、甲状腺激素、糖皮质激素、胰岛素的生理作用。

2. 阐述激素的概念及特点；阐述下丘脑、腺垂体分泌的激素种类及下丘脑与垂体的功能联系；阐述甲状腺激素、糖皮质激素的分泌调节。

3. 说出激素的分类及作用原理；说出肾上腺各部位分泌的激素种类及作用；说出甲状旁腺素、降钙素的生理作用。

第一节 概　述

内分泌系统和神经系统是人体两个主要的功能调节系统。内分泌系统是由各内分泌腺和分散存在于机体中的内分泌细胞组成的一个体内信息传递系统。它与神经系统密切联系，相互配合，共同调节机体的各种功能活动，维持内环境相对稳定。

一、内分泌系统和激素

人体主要的内分泌腺有垂体、甲状腺、甲状旁腺、肾上腺、胰岛、性腺、松果体和胸腺等；在消化道黏膜、心、肾、肺等部位散在分布着一些内分泌细胞。此外，在中枢神经系统内，特别是下丘脑存在着兼有内分泌功能的神经细胞。由内分泌腺或内分泌细胞所分泌的高效能的生物活性物质，经组织液或血液传递而发挥其调节作用，此种化学物质称为激素。

二、激素作用的一般特征

激素种类繁多，作用复杂，但它们对其靶组织发挥调节作用的机制方面，具有某些共同特征。

（一）激素的信息传递作用

内分泌系统在实现其调节作用的过程中，依靠激素将调节信息以化学方式传递给靶细胞。不论是哪种激素，它只能对靶细胞的生理生化过程起加强或减弱的作用，调节其功能活动。例如，生长素促进生长发育、胰岛素降低血糖等。在这些作用中，激素既不能添加成分，也不能提供能量，仅仅起着"信使"的作用。

（二）激素的高效能

激素在血液中的含量都很低，一般在纳摩尔/升，甚至在皮摩尔/升数量级，但激素的作用显著，如1mg的甲状腺激素可使机体增加产热量约4200kJ。激素与受体结合后，在细胞内发生一系列酶促放大作用，一个接一个，逐级放大效果，形成一个效能极高的生物放大系统。据此不难理解，血中的激素浓度虽低，但其作用却非常明显，所以体液中激素浓度维持相对的稳定，对发挥激素的正常调节作用极为重要。

（三）激素作用的特异性

激素释放进入血液被运送到全身各个部位，虽然他们与各处的组织、细胞有广泛接触，但激素只作用于某些靶器官、靶组织和靶细胞，这称为激素作用的特异性。有些激素作用的特异性很强，只作用于某一靶腺，如腺垂体分泌的促甲状腺激素只作用于甲状腺；有些激素作用比较广泛，没有特定的靶腺，如生长素、性激素等，它们几乎对全身组织细胞的代谢过程都发挥调节作用。但是，这些激素也是与细胞的相应受体结合而起作用的，也具有一定的特异性。

知识链接

关于内分泌

法国生理学家 Claud Bernard 在 1855 年 1 月的一次演讲中首次使用了"内分泌"的概念。根据实验，他认为肝脏具有以胆汁形式的外分泌和将所生成的糖直接分泌到血液中的内分泌功能。自此提出了与胆汁等外分泌活动需要通过固定管道结构释放分泌物发挥作用不同的又一种新的分泌方式。尽管他当初的"内分泌"概念与当今的内分泌概念不能同日而语，却启迪了后人的研究思路。

而早在 1849 年，德国医生和教授 Berthold 就已经发表了《睾丸的移植》一文。基于他对阉割小公鸡成功的实验观察——没有神经联系的移植睾丸能使鸡冠正常生长等现象，得出了睾丸可能向血液释放某些物质来维持动物雄性行为和副性征的结论。在内分泌学发展历史上，这是第一个最成功和明确的内分泌腺实验，后人评价他"开辟了一条通向新的科学领域的道路"。

（四）激素间的相互作用

当多种激素共同参与某一生理活动的调节时，激素与激素之间往往存在 3 种作用：

①协同作用：生长素、肾上腺素、糖皮质激素及胰高血糖素，虽然作用于代谢的不同环节，但都可使血糖升高。②拮抗作用：胰岛素能降低血糖，与上述激素的升糖效应相拮抗。③允许作用：有的激素本身并不能直接对某些器官、组织或细胞产生生理效应，然而它的存在，可使另一种激素的作用明显增强，这种现象称为允许作用。如皮质醇对心肌和血管平滑肌并无收缩作用，但是，只有它存在，儿茶酚胺才能很好地发挥收缩血管的作用。

三、激素的分类

激素的种类繁多，来源复杂，按其来源、作用与化学性质可分为两类（图 11 - 1）：

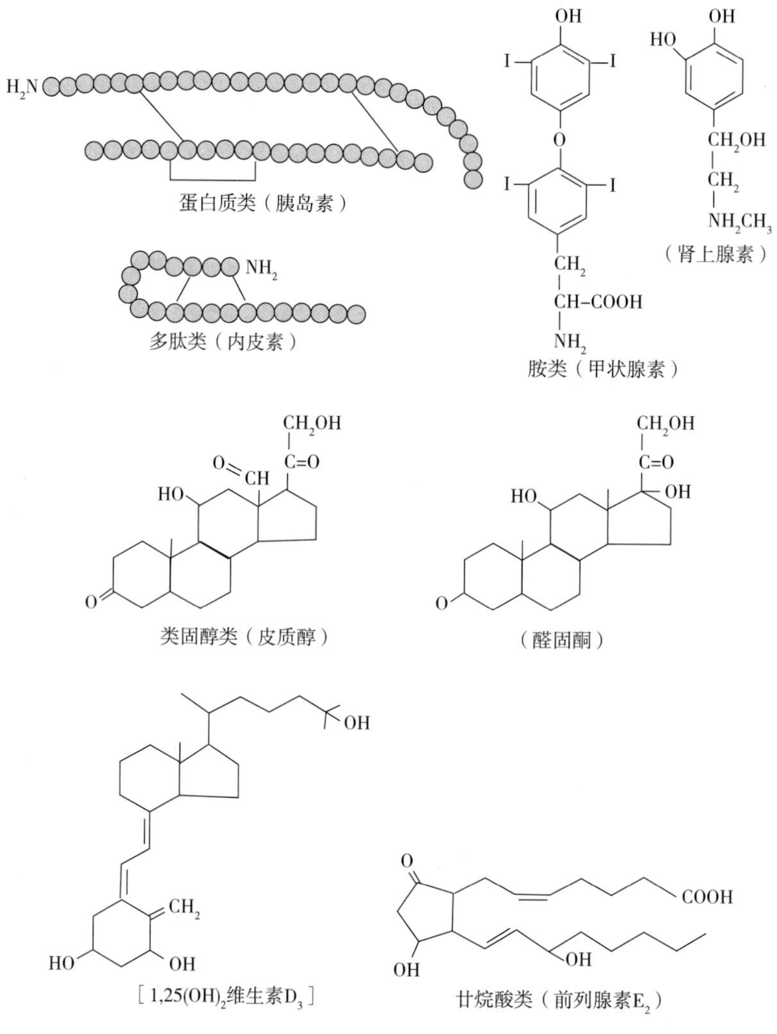

图 11 - 1 各类激素的化学结构

1. 含氮激素 此类激素分子结构中含有氮元素，包括蛋白质激素（如胰岛素、甲状旁腺激素和腺垂体分泌的各种激素）、肽类（如神经垂体激素、降钙素、胰高血糖素等）、胺类（如肾上腺素、去甲肾上腺素和甲状腺激素）。体内多数激素属于含氮激素，这类激素易被消化液分解而破坏，故口服无效。

2. 类固醇激素　该类激素是由肾上腺皮质和性腺分泌的激素，如皮质醇、醛固酮、雌激素、孕激素以及雄激素等。

另外，胆固醇的衍生物 1，25 – 二羟维生素 D_3 也被作为类固醇激素看待，前列腺素则属脂肪酸衍生物。

四、激素的作用原理

现就含氮激素与类固醇激素的作用机制加以讨论。

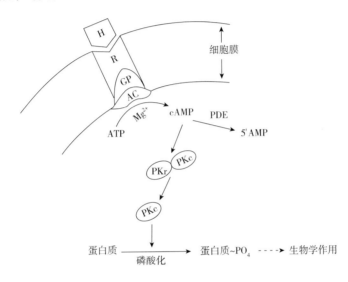

图 11 - 2　含氮激素作用机制示意图

H：激素；R：受体；GP：G 蛋白；AC：腺苷酸环化酶；PDE：磷酸二酯酶；

PKr：蛋白激酶调节亚单位；PKc：蛋白激酶催化亚单位

（一）含氮激素作用机制——"第二信使学说"

"第二信使学说"认为：①激素可与靶细胞膜上的专一性受体结合；②激素 – 受体复合物能激活膜上的腺苷酸环化酶；③在 Mg^{2+} 存在的条件下，腺苷酸环化酶催化 ATP 转变为环磷酸腺苷（cAMP）；④cAMP 将无活性的蛋白激酶（PK）激活，活化的蛋白激酶引起靶细胞各种生理效应（图 11 – 1）。激素是第一信使，cAMP 是第二信使，信息由第一信使传递给第二信使（图 11 – 2）。

（二）类固醇激素作用机制——"基因表达学说"

类固醇激素的分子小、呈脂溶性，因此可透过细胞膜进入细胞内，与胞质受体结合，形成激素 – 胞质受体复合物。受体蛋白发生构型变化，从而使激素 – 胞质受体复合物获得进入核内的能力，由胞质转移至核内，与核内受体相互结合，形成激素 – 核受体复合物，从而启动或抑制 DNA 的转录过程，促进或抑制 mRNA 的生成，诱导或减少某种蛋白质合成，产生相应的生理效应（图 11 – 3）。

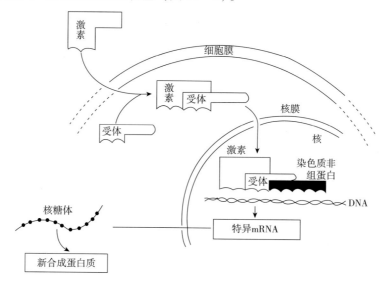

图 11 – 3　类固醇激素作用机制示意图

第二节　下丘脑与垂体

下丘脑与垂体在结构和功能上联系非常密切，可将它们看作是一个下丘脑 – 垂体功能单位。垂体按其结构和功能可分为腺垂体和神经垂体两部分，因此下丘脑 – 垂体功能单位包括下丘脑 – 腺垂体系统和下丘脑 – 神经垂体系统两部分。

一、下丘脑的内分泌功能

凡是能分泌神经肽或肽类激素的神经细胞称为肽能神经元。下丘脑的肽能神经元主要存在视上核、室旁核与"促垂体区"核团内。

（一）下丘脑调节性多肽

"促垂体区"主要分布于下丘脑的内侧基底部，其中核团内的肽能神经元能合成和分泌至少 9 种具有活性的多肽，通过垂体门脉系统到达腺垂体，调节腺垂体的分泌活动，因此这些多肽又称为下丘脑调节肽。现将下丘脑调节肽的英文缩写、化学性质和主要作用列于表 11 – 1。

表 11 - 1 下丘脑调节肽的化学性质与主要作用

种类	英文缩写	化学性质	主要作用
促甲状腺激素释放激素	TRH	3 肽	促进促甲状腺激素的分泌
促性腺激素释放激素	GnRH	10 肽	促进黄体生成素、卵泡刺激素的分泌
生长激素释放激素	GHRH	44 肽	促进生长素的分泌
生长激素释放抑制激素（生长抑素）	GHRIH（GIH）	14 肽	抑制生长素的分泌
促肾上腺皮质激素释放激素	CRH	41 肽	促进促肾上腺皮质激素的分泌
催乳素释放因子	PRF	肽类	促进催乳素的分泌
催乳素释放抑制因子	PIF	多巴胺	抑制催乳素的分泌
促黑素释放因子	MRF	肽类	促进促黑激素的分泌
促黑激素释放抑制因子	MIF	肽类	抑制促黑激素的分泌

（二）下丘脑激素分泌的调节

反馈调节仍是下丘脑激素分泌的主要调控方式。其特点是层次多，既受下级靶腺分泌激素的长反馈调节，又受腺垂体分泌激素的短反馈调节，还受下丘脑自身的超短反馈调节。

下丘脑是神经内分泌信息传递的枢纽。它接受来自边缘系统、大脑皮质、丘脑及脊髓等各方面传来的神经信息。因此，神经中枢其他部分可通过直接或中间神经元的作用对下丘脑肽能神经元激素的分泌进行调节。

二、下丘脑与垂体的功能联系

下丘脑与垂体不仅在形态上，而且在功能上的联系也非常密切，可将它们看作一个功能单位。这个功能单位包括下丘脑 - 腺垂体门脉系统和下丘脑 - 神经垂体系统（图11 - 4）。

（一）下丘脑 - 腺垂体门脉系统

下丘脑"促垂体区"核团的神经元合成和分泌的下丘脑调节肽，由神经元轴突投射到正中隆起，末梢与垂体门脉系统的初级毛细血管网接触，这些多肽物质进入垂体门脉系统，进而转运至腺垂体，刺激或抑制腺垂体激素的分泌。由于"促垂体区"的神经元还接受来自中脑、边缘系统及大脑皮质等处的神经信息转变为激素信息，因此下丘脑调节肽具有重要的生理意义。

（二）下丘脑 - 神经垂体系统

下丘脑与神经垂体有着直接的神经联系。下丘脑的视上核、室旁核神经元轴突，经垂体柄进入神经垂体，形成下丘脑 – 神经垂体系统。神经垂体并不合成激素，神经垂体激素（血管升压素和催产素）是由视上核和室旁核合成并沿轴突运送到神经垂体贮存、释放的。

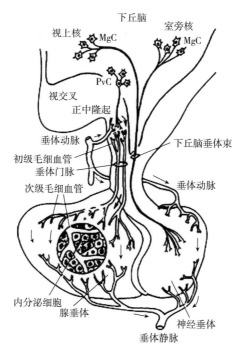

图 11 – 4　下丘脑与垂体功能联系示意图

MgC：大细胞神经元；PvC：小细胞神经元

三、腺垂体

腺垂体是体内最重要的内分泌腺。它由不同的腺细胞分泌 7 种激素：生长激素（GH）、促甲状腺激素（TSH）、促肾上腺皮质激素（ACTH）、促黑（素细胞）激素（MSH）、卵泡刺激素（FSH）、黄体生成素（LH）和催乳素（PRL）。

（一）腺垂体激素及其作用

1. 生长激素（GH）　　GH 是腺垂体含量较多的激素。人在睡眠时，GH 分泌的量明显增加。

GH 的生理作用有：①促进机体生长：主要是促进骨骼、肌肉和内脏器官的生长。人如果幼年时期生长激素分泌不足，将出现生长停滞、身材矮小，称为侏儒症；如果幼年时期生长激素分泌过多则患巨人症。人成年后生长激素分泌过多，由于长骨骨骺已经钙化，长骨不再生长，只能使软骨成分较多的手脚肢端短骨、面骨及其软组织生长异常，以致出现手足粗大、鼻大唇厚、下颌突出等症状，称为肢端肥大症。②促进物质代谢：生长激素能促进机体蛋白质合成，减少蛋白质分解；能促进脂肪分解，增强脂肪酸氧化。生理水平的生长激素可刺激胰岛素分泌，加强糖的利用；但过量的生长激素则抑制外周组织摄取与利用葡萄糖，减少葡萄糖的消耗，提高血糖水平，引起糖尿，称为垂体性糖尿病。

2. 催乳素（PRL）　　PRL 是一种蛋白质激素，其作用极为广泛：①对乳腺与泌乳的作用：PRL 促进乳腺发育，引起并维持泌乳。②对性腺的作用：催乳素与黄体生成素相互配合，促进黄体的形成并维持孕激素分泌。③在应激反应中的作用：应激状态下，血中催乳素、促肾上腺皮质激素和生长素的浓度增加同时出现，是机体应激反应中腺垂体分泌的重要激素之一。

3. 促黑（素细胞）激素　　主要生理作用是促进黑素细胞中的酪氨酸酶的合成和激活，从而促进酪氨酸转变为黑色素。

4. 促激素　　腺垂体分泌：①促甲状腺激素（TSH）：能促进甲状腺激素的合成与释放；②促肾上腺皮质激素（ACTH）：主要刺激糖皮质激素的合成与释放和肾上腺皮质束状带及网状带细胞生长发育；③卵泡刺激素（FSH）：促进女性卵泡发育成熟，启动男性生精过程；④黄体生成素（LH）：促进女性卵巢黄体生成与排卵，促进男性睾酮的合成。

（二）腺垂体激素的分泌调节

腺垂体的功能直接受下丘脑控制，同时也受外周靶腺激素的反馈调节。

1. 下丘脑对腺垂体的调节　　如前所述，下丘脑神经元能分泌多种调节肽，通过垂体门脉系统，作用于腺垂体细胞，调节其分泌功能。

2. 外周靶腺激素对下丘脑-腺垂体系统的反馈调节　　腺垂体的 4 种促激素（TSH、ACTH、FSH、LH）都有各自的靶腺（甲状腺、肾上腺皮质、性腺），外周靶腺的激素（甲状腺激素、糖皮质激素、性激素）可通过反馈联系分别对腺垂体、下丘脑起调节作用。因此，下丘脑、腺垂体与外周靶腺之间联成 3 个功能轴：下丘脑-腺垂体-甲状腺轴；下丘脑-腺垂体-肾上腺（皮质）轴；下丘脑-腺垂体-性腺轴。它们之间存在依次调节及反馈调节关系，从而使血液中有关激素浓度相对稳定在一定水平上。

3. 反射性调节　　机体内、外环境变化，可反射性地通过高级中枢影响下丘脑的活动，从而影响腺垂体的分泌功能。例如，吸吮乳头可反射性地促进下丘脑对 PRF 和腺垂体 PRL 的分泌增加；应激时（麻醉、手术、创伤、大出血、剧烈运动等）可引起 ACTH 分泌增加；低血糖可使 GHRH 和 GH 分泌增加等。

四、神经垂体

所谓的神经垂体激素是指在下丘脑视上核、室旁核产生而贮存于神经垂体的血管升压素（抗利尿激素）与催产素。在适宜的刺激作用下，这两种激素由神经垂体释放进入血液循环。

（一）神经垂体激素及其作用

1. 血管升压素　　是含 9 个氨基酸残基的肽类激素。在生理条件下，血浆中血管升压素的浓度很低，主要表现为抗利尿作用，因此也称为抗利尿激素（ADH）。大剂量的血管升压素有收缩血管、促进血压升高的作用。在机体脱水或大失血等病理情况下，血液中血管升压素浓度显著升高，引起全身小动脉收缩，血压升高。

2. 催产素　具有促进乳汁排出和刺激子宫收缩的作用。

（二）神经垂体激素的分泌调节

1. 血管升压素　其分泌调节已在第八章讨论。

2. 催产素　①吸吮乳头反射性引起下丘脑－神经垂体系统催产素的分泌与释放，导致乳汁排出，称射乳反射。射乳反射可建立条件反射，母亲看到婴儿可引起排乳，而焦虑、烦恼、恐惧、不安都可抑制乳母排乳。②在临产或分娩时，子宫和阴道受到压迫和牵拉可反射性地引起催产素的分泌与释放。催产素在临床上的应用，主要是诱导分娩（催产）及防止或制止产后出血。

第三节　甲状腺

甲状腺是人体内最大的内分泌腺，平均重量为 20～25g，主要由甲状腺腺泡构成。甲状腺腺泡上皮细胞能分泌甲状腺激素；在甲状腺腺泡之间和腺泡上皮细胞之间有滤泡旁细胞，又称 C 细胞，分泌降钙素；甲状旁腺分泌甲状旁腺激素。

一、甲状腺激素的生理作用

（一）甲状腺与甲状腺激素

甲状腺激素是酪氨酸的碘化物，包括四碘甲腺原氨酸（T_4）和三碘甲腺原氨酸（T_3）两种。因此，甲状腺与碘代谢的关系极为密切，合成甲状腺激素的基本原料是酪氨酸和碘。在腺体或血液中 T_4 含量较 T_3 多，约占总量的 90%，但 T_3 的生物学活性较 T_4 强约 5 倍，是甲状腺激素发挥生理作用的主要形式。临床上可以通过测定血液中二者的含量了解甲状腺的功能。

（二）甲状腺激素的生理作用

1. 对代谢的影响

（1）能量代谢　甲状腺激素可提高绝大多数组织有氧氧化，增加产热量，提高基础代谢率。尤以心、肝、骨骼肌和肾等组织最为显著。甲状腺功能亢进时，产热量增加，基础代谢率升高，患者喜凉怕热、极易出汗；而甲状腺功能低下时，产热量减少，基础代谢率降低，患者喜热恶寒。两种情况均不能适应环境温度的变化。

（2）物质代谢　①糖代谢：甲状腺激素促进小肠黏膜对糖的吸收，增加糖原分解，并能增强肾上腺素、胰高血糖素、皮质醇和生长素的生糖作用，因此，甲状腺激素有升高血糖的趋势；同时甲状腺激素还可加强外周组织对糖的利用，使血糖降低。甲状腺功能亢进时，血糖常升高，有时出现糖尿。②蛋白质代谢：生理浓度的甲状腺激素可促进蛋白质合成，从而有利于机体的生长发育。甲状腺激素分泌不足时，蛋白质合成减少，肌肉收缩无力，但组织间的黏蛋白增多，引起黏液性水肿。甲状腺分泌过多时，则加速蛋白质分解，特别是促进骨骼肌蛋白质分解，肌肉收缩无力；并可促进骨的蛋白质分解，从而导致血钙升高和骨质疏松。③脂肪代谢：甲状腺激素既促进胆固醇的合成，又可通过肝加速胆固醇的降解，而且分解的速度超过合成。所以，甲状腺功能减退的患者血胆固醇高于正常值，易导致动脉粥样硬化。

甲状腺功能亢进时，由于蛋白质、糖和脂肪的分解代谢增强，所以患者常感饥饿，食欲旺盛，且有明显消瘦。

2. 对生长与发育的影响　甲状腺激素能维持机体正常生长发育，特别对骨和脑的发育尤为重要。在幼儿时期因缺碘而导致甲状腺激素合成不足时，脑和骨的发育有明显障碍，智力低下，且身材矮小，称为呆小症（即克汀病）。

3. 其他作用

（1）对神经系统的影响　甲状腺激素能提高中枢神经系统的兴奋性。甲状腺功能亢进的患者表现为注意力不易集中、烦躁不安、失眠等；相反，甲状腺功能低下的患者，出现记忆力减退、动作迟缓、表情淡漠与嗜睡等。

（2）对心血管系统的影响　甲状腺激素可使心率加快，心肌收缩力增强，增加心输出量；组织耗氧量增加则可以直接或间接地引起血管平滑肌舒张，外周阻力降低，因此甲状腺功能亢进患者的脉压常增大。此外甲状腺激素可增强食欲。

二、甲状腺功能的调节

甲状腺功能活动主要受下丘脑－腺垂体－甲状腺轴的调节。此外，甲状腺还可进行一定程度的自身调节。

（一）下丘脑－腺垂体－甲状腺轴的调节

下丘脑分泌的促甲状腺激素释放激素（TRH）通过垂体门脉系统到达腺垂体，可促进腺垂体促甲状腺激素（TSH）的合成和释放。促甲状腺激素随血液循环到达甲状腺，作用于甲状腺腺泡上皮细胞，使其核酸与蛋白质合成增强，腺细胞增生，腺体增大并促进聚碘、碘活化、酪氨酸碘化及耦联过程，促进甲状腺激素的合成与分泌。

（二）甲状腺激素对下丘脑和腺垂体的反馈调节

血中游离 T_3、T_4 浓度的改变，可对腺垂体促甲状腺激素的分泌起反馈性的调节作用。当血中 T_3、T_4 浓度升高时，可负反馈于腺垂体，使促甲状腺激素的合成与释放减少，最终使血中 T_3、T_4 的浓度降至正常水平，反之亦然。此外，T_3 和 T_4 对下丘脑促甲状腺激素释放激素神经元的活动也有负反馈调节作用（图 11-5）。

地方性甲状腺肿是缺乏碘引起的一种疾病。由于水和食物中碘含量不足，体内 T_3、T_4 合成减少，因而引起代偿性甲状腺肿大。其发病机制是由于血中 T_3、T_4 长期降低，对腺垂体的反馈性抑制作用减弱，引起促甲状腺激素分泌增加，从而导致甲状腺组织的代偿性增生和肥大。

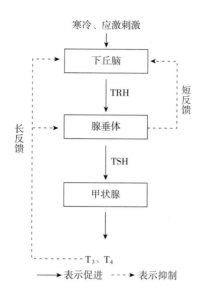

图 11-5　甲状腺激素分泌调节示意图

（三）甲状腺的自身调节

甲状腺本身还具有适应碘的供应变化，调节自身对碘的摄取以及合成与释放甲状腺激素的能力，称为自身调节。它是一个有限度的缓慢的调节。外源性碘量增加时，甲状腺摄碘减少，合成 T_3、T_4 减少。相反，当供碘不足时，甲状腺的聚碘作用增强，甲状腺激素的合成也增加。

（四）自主神经对甲状腺活动的影响

荧光与电镜检查证明，交感神经直接支配甲状腺腺泡，电刺激一侧的交感神经，可使该侧甲状腺激素合成增加；相反，支配甲状腺的胆碱能纤维对甲状腺激素的分泌则是抑制性的。

第四节　甲状旁腺和甲状腺 C 细胞

甲状旁腺激分泌的甲状腺旁腺激素（PTH）与甲状腺 C 细胞分泌的降钙素（CT）以及 1，25 - 二羟维生素 D_3 共同调节钙磷代谢，控制血浆中钙和磷的水平。

一、甲状旁腺激素

（一）甲状旁腺激素的生理作用

甲状旁腺激素是调节血钙水平的最重要激素，它有升高血钙和降低血磷含量的作用

（图 11 −6）。

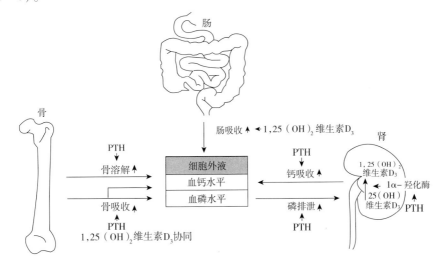

图 11 −6 甲状旁腺激素的生理作用

1. **对骨的作用** 骨是体内最大的钙贮存库，甲状旁腺激素动员骨钙入血，使血钙浓度升高；甲状旁腺激素还可加强破骨细胞的活动，使骨钙与磷大量入血，使血钙浓度长时间升高。

2. **对肾的作用** 甲状旁腺激素促进远曲小管对钙的重吸收，使尿钙减少，血钙升高；同时还抑制近曲小管对磷的重吸收，增加尿磷酸盐的排出，使血磷降低。

此外，甲状旁腺激素能通过激活 1，25 − 二羟维生素 D_3 促进肠道吸收钙，使血钙升高。

临床上进行甲状腺手术时，如误将甲状旁腺摘除，可造成患者严重低血钙，发生手足抽搐；如不及时治疗，可因喉部肌肉痉挛而窒息死亡。

（二）甲状旁腺激素分泌的调节

甲状旁腺激素的分泌主要受血钙浓度变化的调节，血钙浓度下降可使甲状旁腺激素分泌增加，血钙浓度升高可使甲状旁腺激素分泌减少。

二、降钙素

1. **降钙素的生理作用** 降钙素的主要作用是降低血钙和血磷，其主要靶器官是骨，对肾也有一定的作用。降钙素抑制破骨细胞活动，减弱溶骨过程，而成骨细胞活动增强，使骨组织释放的钙、磷减少，钙、磷沉积增加，因而血钙与血磷含量下降。降钙素能抑制肾小管对钙、磷、钠及氯的重吸收，使这些离子从尿中排出增多。

2. **降钙素分泌的调节** 降钙素的分泌主要受血钙浓度的调节，当血钙浓度升高时，降钙素的分泌亦随之增加。降钙素与 PTH 对血钙的作用相反，两者共同调节血钙浓度，维持血钙的稳态。

三、维生素 D₃

维生素 D₃ 又称胆钙化醇。人体内的胆钙化醇有两个主要来源：①主要由皮肤中7 - 脱氢胆固醇经日光中紫外线照射转化而来；②食物中的胆钙化醇主要来自动物性食品，如肝、蛋、乳等。胆钙化醇无生物活性，必须首先在肝内转化成有活性的 25 - 羟胆钙化醇，这是维生素 D₃ 在血液中存在的主要形式。25 - 羟胆钙化醇在肾脏进一步转化成 1，25 - 二羟胆钙化醇，后者又称为 1，25 - 二羟维生素 D₃，其生物学活性比 25 - 羟维生素 D₃ 高 500 ~ 1000 倍。

第五节　肾上腺

肾上腺包括中央部的髓质和周围部的皮质两个部分，两者在发生、结构与功能上均不相同，实际上是两种内分泌腺。肾上腺皮质是腺垂体的重要靶腺，肾上腺髓质接受交感神经节前神经纤维的直接支配。

一、肾上腺皮质

肾上腺皮质由外向内可分为球状带、束状带和网状带，分别合成和分泌以醛固酮为代表的盐皮质激素、以皮质醇为代表的糖皮质激素和以脱氢异雄酮为代表的性激素。网状带也能合成和分泌少量的糖皮质激素和雌激素。由于这些激素都属于类固醇的衍生物，因此统称为类固醇激素。这里着重讨论束状带分泌的糖皮质激素。

（一）糖皮质激素的生理作用

糖皮质激素的作用广泛而复杂，是维持生命所必需的激素。人体血浆中糖皮质激素主要为皮质醇，其次为皮质酮。

1. 对物质代谢的影响

（1）糖代谢　糖皮质激素是调节机体糖代谢的重要激素之一，它促进糖异生，增加肝糖原的贮存。此外，糖皮质激素还能减少外周组织对糖的利用，因而血糖升高。如果糖皮质激素分泌过多可引起血糖升高，甚至出现糖尿；反之，肾上腺皮质功能低下（如阿狄森病）的患者则可出现低血糖。因此糖尿病患者应慎用糖皮质激素。

（2）蛋白质代谢　糖皮质激素可促进肝外组织，特别是肌肉组织蛋白质分解。糖皮质激素分泌过多时，将出现肌肉消瘦、骨质疏松、皮肤变薄、伤口不易愈合等。

（3）脂肪代谢　糖皮质激素主要是促进脂肪分解，并促进脂肪酸在肝内氧化，有利于糖异生作用。但肾上腺皮质功能亢进时，四肢脂肪组织分解增强，而腹、面、肩及背部脂肪合成有所增加，以致呈现面圆、背厚、躯干部发胖而四肢消瘦的"向心性肥胖"的特殊体形。

（4）对水盐代谢的影响　糖皮质激素还有较弱的保钠排钾作用。另外，糖皮质激素还能降低入球小动脉阻力，增加肾血浆流量使肾小球滤过率增加，有利于水的排出。

肾上腺皮质功能不全的患者，肾脏排水能力降低，严重时可出现"水中毒"。此时，补充糖皮质激素可使病情得到缓解。需要指出的是，盐皮质激素不能替代糖皮质激素对水盐代谢的调节作用。

2. 对器官组织的作用

（1）对血细胞的作用　糖皮质激素可增强骨髓的造血功能，使血液中红细胞、血小板的数量增加；同时动员附着在血管边缘的中性粒细胞进入血液循环，使中性粒细胞增加；而使胸腺与淋巴组织萎缩，淋巴细胞减少；促进单核细胞吞噬嗜酸性粒细胞，使嗜酸性粒细胞减少。

（2）对心血管系统的作用　糖皮质激素对血管没有直接的收缩效应，但它能增强血管平滑肌对儿茶酚胺的敏感性（允许作用），有利于提高血管的张力和维持血压。另外，糖皮质激素可降低毛细血管壁的通透性，有利于维持血容量。

（3）对消化系统的作用　糖皮质激素能增加胃酸及胃蛋白酶原的分泌，所以溃疡患者应慎用。

（4）对神经系统的作用　糖皮质激素能维持中枢神经系统的正常功能，全面提高其兴奋性。肾上腺皮质功能亢进时，可出现失眠、烦躁不安、思维不集中等症状。

3. 在应激反应中的作用　糖皮质激素可使机体对有害刺激（如缺氧、创伤、手术、饥饿、疼痛、寒冷以及精神紧张和焦虑不安等）的抵抗力增强，这一作用称为应激反应。在应激反应的过程中，共同的表现就是血中 ACTH 的浓度急剧升高、糖皮质激素大量分泌，其作用是增强机体对这些有害刺激的耐受能力。这对于维持正常生命活动具有十分重要的意义。

通过应激反应，临床上使用大剂量的糖皮质激素及其类似物，可用于抗炎、抗过敏、抗毒和抗休克。

（二）糖皮质激素分泌的调节

1. 下丘脑－腺垂体对肾上腺皮质功能的调节　下丘脑释放促肾上腺皮质激素释放激素（CRH），通过垂体门脉系统被运送到腺垂体，促进腺垂体分泌促肾上腺皮质激素（ACTH），促肾上腺皮质激素不仅能刺激肾上腺皮质束状带分泌糖皮质激素，而且能刺激束状带与网状带细胞的生长发育。下丘脑促肾上腺皮质激素释放激素的释放呈日周期节律和脉冲式释放，一般在清晨 6~8 时分泌达高峰，午夜分泌最少。

2. 糖皮质激素对下丘脑和腺垂体的反馈调节　当血中糖皮质激素浓度升高时，可反馈性地抑制下丘脑和腺垂体的活动，使 CRH 释放减少，ACTH 合成及释放受到抑制，这种反馈称为长反馈。腺垂体分泌的 ACTH 也可反馈性地抑制下丘脑的活动，称为短反馈（图 11－7）。在应激时这种负反馈调节被抑制甚至消失，血中 ACTH 和糖皮质激素的浓度升高。

长期大量应用糖皮质激素的患者，外源性糖皮质激素可通过长反馈抑制 ACTH 的合成与分泌，甚至造成肾上腺皮质萎缩，分泌功能停止。如果突然停药，由于 ACTH 水平很低和肾上腺皮质萎缩，血中糖皮质激素水平低下，可引起肾上腺皮质危象，甚至危及生命。因此必须采取逐渐减量的停药方法或间断给予 ACTH，以防止肾上腺皮质萎缩。

二、肾上腺髓质

肾上腺髓质嗜铬细胞分泌的肾上腺素（E）和去甲肾上腺素（NE），都是儿茶酚胺激素。

（一）肾上腺素和去甲肾上腺素的生理作用

肾上腺素和去甲肾上腺素对心血管、内脏平滑肌的作用已在有关章节中讨论，现讨论对代谢和神经系统的作用（表 11 - 2）。

肾上腺髓质激素可提高中枢神经系统的兴奋性，使机体反应灵敏、警觉性提高。对物质代谢

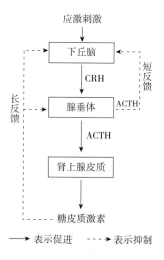

图 11 - 7　糖皮质激素分泌的调节示意图

的作用：肾上腺髓质激素能促进肝糖原、肌糖原分解，使血糖升高；加速脂肪分解，使血中的脂肪酸升高。此外，肾上腺髓质激素还能增加机体的耗氧量，使产热量增加，提高基础代谢率。

表 11 - 2　肾上腺素与去甲肾上腺素的主要生理作用

	肾上腺素	去甲肾上腺素
心脏	心率加快，收缩力明显增强，心输出量增加	心率减慢（减压反射的作用）
血管	皮肤、胃肠、肾血管收缩，冠状动脉、骨骼肌血管舒张	冠状动脉舒张，其他血管均收缩
血压	上升（心输出量增加为主）	明显上升（外周阻力增大为主）
支气管平滑肌	舒张	稍舒张
代谢	增强	稍增强

肾上腺髓质与交感神经系统组成交感 - 肾上腺髓质系统，或称交感 - 肾上腺系统，所以，髓质激素的作用与交感神经紧密相连。当机体遭遇特殊情况时，包括畏惧、剧痛、失血、脱水、缺氧、暴冷暴热以及剧烈运动等，这一系统将立即调动起来，儿茶酚胺（去肾上腺素、肾上腺素）的分泌量大大增加。儿茶酚胺作用于中枢神经系统，提高其兴奋性，使机体处于警觉状态，反应灵敏；呼吸加强加快，肺通气量增加；心跳加快，心缩力增强，心输出量增加。血压升高，血液循环加快，内脏血管收缩，骨骼肌血管舒张，同时血流量增多，全身血液重新分配，有利于应急时重要器官得到更多的血液供应；肝糖原分解增加，血糖升高，脂肪分解加强，血中游离脂肪酸增多，葡萄糖与脂肪酸氧化过程增强，以适应在应急情况下对能量的需要。总之，上述一切变化都是在紧急情况下，通过交感 - 肾上腺髓质系统发生的适应性反应，称之为应急反应。实际上，引起应急反应的各种刺激，也是引起应激反应的刺激。当机体受到应激刺激时，同时引起应急反应与应激反应，两者相辅相成，共同维持机体的适应能力。

（二）肾上腺髓质激素分泌的调节

1. 交感神经　髓质受交感神经胆碱能节前纤维支配。交感神经兴奋时，节前纤维末梢释放乙酰胆碱，作用于髓质嗜铬细胞上的 N 受体，引起肾上腺素与去甲肾上腺素的释放。

2. 促肾上腺皮质激素（ACTH）与糖皮质激素　ACTH 与糖皮质激素也可促进某些合成酶的活性，促进肾上腺素和去甲肾上腺素的合成和分泌。

3. 自身反馈调节　去甲肾上腺素或多巴胺在髓质细胞内的量增加到一定数量时，可抑制酪氨酸羟化酶。同样，肾上腺素合成增多时，也能抑制苯基乙醇胺 – N – 甲基转移酶的作用，当肾上腺素与去甲肾上腺素从细胞内释放入血液后，胞浆内含量减少，解除了上述的负反馈抑制，儿茶酚胺的合成随即增加。

第六节　胰　　岛

胰岛是存在于胰腺中的内分泌组织，介于分泌胰液的腺泡组织之间，人胰岛细胞主要有 A 细胞、B 细胞和 D 细胞。A 细胞占 20%，分泌胰高血糖素；B 细胞占 70%，分泌胰岛素；D 细胞占 10%，分泌生长抑素。本节主要介绍胰岛素和胰高血糖素。

一、胰岛素

胰岛素是含有 51 个氨基酸的小分子蛋白质，分子量为 6000。

正常人空腹状态下血清胰岛素浓度为 35 ~ 145pmol/L。胰岛素在血中的半衰期只有 5 分钟，主要在肝灭活，肌肉与肾等组织也能使胰岛素失活。

1965 年我国科学家首先运用化学方法，人工合成了具有生物活性的胰岛素分子，成为人类历史上的伟大创举之一。

（一）胰岛素的生理作用

胰岛素是促进合成代谢、调节血糖稳定的主要激素，并对机体能源物质的贮存和人体的生长具有重要作用。因此，有人把胰岛素称为"贮存激素"。

1. 对糖代谢的影响　胰岛素通过增加糖的去路与减少糖的来源，使血糖降低。胰岛素能促进全身组织摄取和利用葡萄糖，促进肝糖原和肌糖原的合成，抑制糖异生，从而使血糖水平下降。当胰岛素分泌不足时，血糖浓度升高，尿中就可出现葡萄糖，引起糖尿病。

2. 对脂肪代谢的影响　胰岛素可促进脂肪合成，促进葡萄糖进入脂肪组织，合成脂肪酸和甘油三酯；还可抑制脂肪酶的活性，减少脂肪分解。胰岛素缺乏时，糖的利用受阻，脂肪分解增强，会产生大量脂肪酸，后者在肝内氧化成大量酮体，可引起酮症酸中毒。

3. 对蛋白质代谢的影响　胰岛素使氨基酸进入细胞的过程加速，可促进 DNA、RNA 和蛋白质合成，并抑制蛋白质分解。胰岛素因能增强蛋白质的合成，故对机体的生长发育有促进作用。但胰岛素对生长的促进作用，只有与生长激素共同作用时才能发挥明显的效应。

（二）胰岛素分泌的调节

1. **血糖的作用**　血糖浓度是调节胰岛素分泌的最重要因素。当血糖浓度升高时，胰岛素分泌明显增加，从而促进血糖降低；当血糖浓度下降至正常水平时，胰岛素分泌也迅速恢复到基础水平，从而维持血糖浓度相对稳定。

2. **激素的作用**　胃肠道激素，如胃泌素、促胰液素、胆囊收缩素和抑胃肽都有促进胰岛素分泌的作用。生长激素、糖皮质激素、甲状腺激素以及胰高血糖素可通过升高血糖浓度而间接刺激胰岛素分泌。肾上腺素抑制胰岛素的分泌。

3. **神经调节**　胰岛受迷走神经与交感神经支配。刺激迷走神经可促进胰岛素的分泌；交感神经兴奋时，则抑制胰岛素的分泌。

4. **氨基酸和脂肪酸的作用**　许多氨基酸都有刺激胰岛素分泌的作用，其中以精氨酸和赖氨酸的作用最强。在血糖浓度正常时，血中氨基酸含量增加，只能对胰岛素的分泌有轻微的刺激作用；但如果在血糖升高的情况下，过量的氨基酸则可使血糖引起的胰岛素分泌加倍增多。此外，脂肪酸和酮体大量增加时，也可促进胰岛素分泌。

二、胰高血糖素

胰高血糖素是含有 29 个氨基酸的多肽，是体内分解代谢的激素。

1. **胰高血糖素的生理作用**　与胰岛素的作用相反，胰高血糖素是一种促进分解代谢的激素。胰高血糖素具有很强的促进糖原分解和糖异生的作用，使血糖明显升高。胰高血糖素还可激活脂肪酶，促进脂肪分解；同时又能加强脂肪酸氧化，使酮体生成增多。另外，药理剂量的胰高血糖素可使心肌细胞内 cAMP 含量增加，心肌收缩增强。

2. **胰高血糖素分泌的调节**　血糖浓度是影响胰高血糖素分泌的重要因素。血糖降低时，胰高血糖素分泌增加；血糖升高时，胰高血糖素分泌减少。胰岛素和胰高血糖素是一对相拮抗的、调节血糖水平的激素。交感神经兴奋可促进胰高血糖素的分泌；而迷走神经则抑制胰高血糖素的分泌。

复习思考题

一、名词解释

允许作用　应激反应　应急反应　激素

二、简答题

1. 简述甲状腺素的生理作用和分泌的调节。

2. 长期大量使用糖皮质激素的患者，不能骤然停药的原因是什么？

第十二章 生殖系统

 知识要点

1. 说出生殖、副性征、月经、月经周期、受精、着床、避孕的概念。
2. 叙述雄激素、雌激素、孕激素的生理作用。
3. 描述卵巢的功能及月经周期中卵巢和子宫内膜的变化；阐述月经周期形成的原理。

生物体生长、发育到一定阶段后，能产生与自己相似的子代个体，称为生殖。生殖是生物绵延和种系繁殖的重要生命活动。高等动物和人类的生殖是通过两性生殖器官活动实现的，它包括生殖细胞的形成、交配、受精、着床、胚胎发育以及分娩等重要环节。生殖的全过程是在以下丘脑－腺垂体－性腺轴为主的神经内分泌的调节下完成的。

生殖器官包括主性器官和附性器官。能够产生生殖细胞的器官称为主性器官（即性腺），其余的生殖器官为附性器官。

从青春期开始所出现的一系列与性别有关的特征称为第二性征（副性征）。男性表现为胡须生长、喉结突出、声音低沉、骨骼粗壮等；女性表现为乳腺发育、骨盆宽大、臀部脂肪沉积、音调较高等。

第一节 男性生殖

男性的主性器官为睾丸，能产生精子；附性器官有附睾、输精管、前列腺、精囊、尿道球腺和阴茎等。男性生殖功能主要包括睾丸的生精功能、内分泌功能和进行性活动3个方面（图 12－1）。

一、睾丸的生精功能

睾丸主要由生精小管和间质细胞组成，生精小管是生成精子的部位。精子由生精小管内的生精细胞发育而成，原始的生精细胞为精原细胞。从青春期开始，在腺垂体分泌的促性腺激素的作用下，精原细胞分阶段发育成精子，其过程为：精原细胞→初级精母细胞→次级精母细胞→精子细胞→精子，从精原细胞发育成为精子平均约需 74 天。精子形似蝌蚪，分头、尾两部分。头的前部覆盖有顶体，顶体内含有多种水解酶，在受精中起着重要作用；尾细长，能使精子快速向前运动。

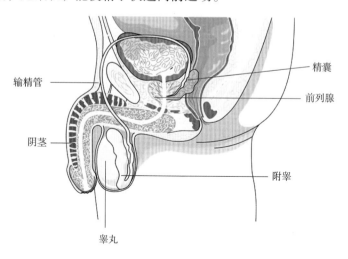

输精管

精囊

前列腺

阴茎

附睾

睾丸

图 12 - 1　男性生殖剖面图

精子的生成受许多因素的影响：①年龄。从青春期到老年，睾丸都有生精能力。45 岁以后，生精能力逐渐减弱。②温度。精子生成需要适宜的温度，阴囊内温度较腹腔温度低 2℃ 左右，适宜精子的生成。在胚胎发育期间，若某种原因睾丸没有降入阴囊内而停留在腹腔或腹股沟管内，称为隐睾症，将影响精子的生成，导致男性不育症。③其他因素。如疾病、接触放射性物质、吸烟、酗酒等可使精子活力降低、畸形率增加，导致少精或无精。

精子生成后进入生精小管管腔，储存于附睾，在附睾内进一步发育成熟，并获得运动能力。精子与附睾、精囊、前列腺和尿道球腺的分泌物混合形成精液，在性高潮时射出体外。正常男性每次射出的精液为 3 ~ 6ml，每毫升精液含 3 亿 ~ 5 亿个精子，若少于 0.2 亿个精子，则不易使卵子受精。

二、睾丸的内分泌功能

睾丸的间质细胞具有合成和分泌雄激素等功能，主要为睾酮。其主要生理作用有：①刺激男性生殖器官的生长发育，促进男性副性征出现并维持其正常状态；②促进精子生成；③维持正常的性欲；④促进蛋白质的合成，特别是肌肉和生殖器官的蛋白质合成，同时还能促进骨骼生长与钙磷沉积；⑤促进红细胞的生成。

三、睾丸功能的调节

睾丸功能的调节与甲状腺、肾上腺皮质功能的调节类似，即 "下丘脑 - 腺垂体 - 睾丸轴" 的作用。来自环境因素的刺激，通过中枢神经系统，影响下丘脑促性腺激素释放激素的分泌，促性腺激素释放激素作用于腺垂体促使腺垂体分泌精子生成素（卵泡刺激素）和间质细胞刺激素（黄体生成素）。精子生成素促使生精小管产生精子并使支持细胞产生一种抑制素；间质细胞刺激素促使间质细胞分泌睾酮。血液中的睾酮能反馈性抑制下丘脑分泌促性腺激素释放激素和腺垂体分泌间质细胞刺激素，支持细胞分泌的抑制素也能反馈性抑制腺垂体分泌精子生成素，从而使睾丸的分泌保持适宜程度（图 12-2）。

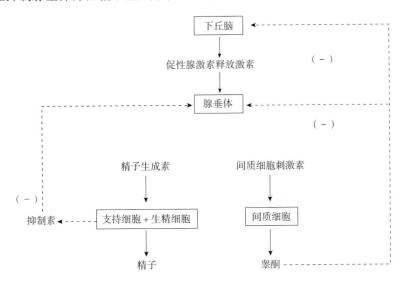

图 12-2　睾丸功能的调节

第二节　女性生殖

女性的主性器官为卵巢，能产生卵子；附性器官有输卵管、子宫、阴道和外生殖器等。女性生殖功能主要包括卵巢的生卵作用、内分泌功能及妊娠与分娩。

卵巢主要由卵泡和结缔组织构成。每个卵泡由一个卵母细胞和包围卵细胞的卵泡细胞（颗粒细胞）所组成。卵母细胞是女性生殖细胞，最终发育成卵子。卵泡细胞具有内分泌功能（图 12-3）。

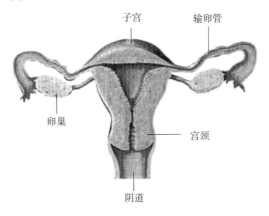

图 12-3　女性生殖剖面图

一、卵巢的生卵功能

卵子由卵巢内的原始卵泡发育而成。新生儿卵巢内约有 60 万个未发育的原始卵泡。自青春期起，在腺垂体分泌的促性腺激素的作用下，原始卵泡开始生长发育，发育的次序为：原始卵泡→生长卵泡→成熟卵泡。生育期的女性，除妊娠外，卵巢内每月有几个甚至十几个原始卵泡同时生长发育，但通常只有一个发育为成熟卵泡，其余的先后退化为闭锁卵泡。成熟卵泡破裂，卵细胞和卵泡液由卵泡排出，称为排卵。排出的卵子进入输卵管内。

排卵后，残余的卵泡发育成黄体，排卵后 7~8 天黄体发育达到顶峰。黄体具有合成和分泌雌激素、孕激素的功能。若排出的卵子未受孕，则黄体在排卵后第 10 天开始退化、变性，最后被吸收并纤维化，转变成白体；若排出的卵子受孕，则黄体继续生长成为妊娠黄体，以适应妊娠的需要。

卵巢平均约 28 天排卵 1 次，一般左右卵巢交替排卵，每次只排出 1 个卵子，排出两个或多个的较少见。女性一生中，两侧卵巢共能排出 300~400 个卵子。

二、卵巢的内分泌功能

卵巢能分泌雌激素和孕激素，还能分泌少量的雄激素。雌激素由卵泡的颗粒细胞和黄体细胞所分泌，有雌二醇、雌酮、雌三醇等，其中雌二醇分泌量最大、活性最强；孕激素主要由黄体细胞分泌，以黄体酮（孕酮）的作用最强。

（一）雌激素的作用

雌激素的生理作用主要是促进女性生殖器官的生长发育和副性征的出现。

1. 对女性生殖器官的作用　①促使子宫内膜发生增殖期变化并使其中的血管和腺体增生，但腺体不分泌。②促进输卵管的运动，有利于精子和卵子的运行。③刺激阴道上皮细胞增生、角化并合成大量糖原，使阴道分泌物呈酸性，增强阴道抗菌能力。

2. 激发女性副性征的出现并维持　①刺激乳腺导管和结缔组织增生，促进乳腺发育并维持其正常形态和功能。②维持女性正常的性欲。

（二）孕激素的作用

孕激素的生理作用主要是保障受精卵的着床和维持妊娠。

1. 对子宫的作用　①在雌激素作用的基础上，使增殖期的子宫内膜进一步增生，并出现分泌期的改变，即腺体和血管进一步增生，腺体分泌，有利于孕卵着床。②抑制子宫和输卵管运动，有安胎作用。③使宫颈腺分泌少而黏稠的黏液，形成黏液塞，不利于精子通过宫颈管。

2. 对乳腺的作用　促进乳腺腺泡和导管的发育，为产后泌乳做准备。

3. 产热作用　孕激素会引起机体产热增多，致使基础体温升高 0.5℃左右。

知识链接

卵巢与女性的一生

卵巢是女性生殖系统的中心。女性在一生中大致要经历以下几个阶段：胚胎胎儿期、新生儿期、儿童期、青春期、性成熟期、更年期和老年期。①胚胎胎儿期：形成原始卵泡，数量为 600 万～700 万个。②新生儿期：卵巢处于幼稚状态，约有 200 万个以上卵母细胞。③儿童期：卵母细胞继续退化，大量卵泡闭锁。④青春期：月经初潮是青春期到来的标志。此期下丘脑－腺垂体－卵巢轴功能被激活，卵巢功能逐渐成熟。女性身体增长明显，生殖器官和副性征进一步发育。卵巢有 30 万～40 万个卵母细胞。⑤性成熟期（生育期）：青春期后性功能成熟并有生育能力，一般女性历时约 30 年。卵巢周期性排卵并分泌性激素，女人一生排卵 300～400 个。⑥更年期：从性成熟期到老年期的过渡阶段。卵巢功能逐渐衰退并终止，卵母细胞数量明显减少，直至基本耗尽。⑦老年期：女性约 65 岁后进入老年期，此期卵巢功能消失，内分泌功能低落，各器官发生老化性改变。

三、月经周期及其形成原理

（一）月经周期及分期

女性从青春期起，在整个生育期内（除妊娠和哺乳期外），每月一次子宫内膜剥落出血，经阴道流出的现象，称为月经。月经形成的周期性变化称为月经周期。月经周期历时 20～40 天，成年女性月经周期平均为 28 天。女性一般 12～14 岁开始第一次月经，称为月经初潮。月经初潮后一段时间内，月经周期可能不规则，一般 1～2 年后便逐渐规则起来。45～50 岁月经周期逐渐停止，进入更年期，最后绝经。

根据卵巢激素的周期性分泌和子宫内膜的周期性变化，可将月经周期分为 3 期。

1. 增殖期（排卵前期、卵泡期） 从月经结束至排卵为止，即月经周期第 5～14 天，称为增殖期。此期内卵巢中卵泡生长发育成熟，并不断分泌雌激素。雌激素使子宫内膜增殖变厚，其中血管、腺体增生，但腺体不分泌。此期末卵巢内有 1 个卵泡发育成熟并排卵。

2. 分泌期（排卵后期、黄体期） 从排卵后到下次月经前，即月经周期第 15～28 天，称为分泌期。此期，卵巢排卵后的残余卵泡形成黄体，黄体继续分泌雌激素和大量孕激素，这两种激素，特别是孕激素使子宫内膜进一步增殖变厚、血管扩张充血、腺体迂曲并分泌黏液，这样，子宫内膜变得松软并富含营养物质，为受精卵的着床和发育做好准备。在此期内，如果受孕，黄体则发育成妊娠黄体，继续分泌孕激素和雌激素；如果未受孕，则黄体萎缩，孕激素和雌激素的分泌急剧减少，到本期末处于低水平，随后进入月经期。

3. 月经期 从月经开始至出血停止，即月经周期第 1~4 天，称为月经期。此期，由于排出的卵子未受孕，黄体于排卵后 8~10 天开始退化、萎缩，孕激素与雌激素分泌急剧减少，子宫内膜失去了这两种激素的支持而脱落、出血，即月经来潮。月经血量一般为 50~100ml，脱落的子宫内膜混于月经血中。月经血内含纤溶激活物和纤维蛋白溶解酶，故经血不凝固。月经期内，因子宫内膜脱落形成创面容易感染，应注意经期卫生和避免剧烈运动。

（二）月经周期的形成原理

月经周期的形成主要是"下丘脑 - 腺垂体 - 卵巢轴"作用的结果（图 12-4）。

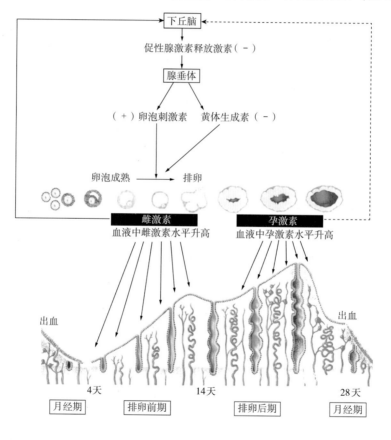

图 12-4 月经周期形成机制及调节示意图

1. 增殖期的形成 女性随着青春期的到来，下丘脑分泌促性腺激素释放激素增多，促性腺激素释放激素使腺垂体分泌卵泡刺激素（FSH）和黄体生成素（LH）也增多。卵泡刺激素促使卵泡生长发育成熟，并与黄体生成素配合，使卵泡分泌雌激素，雌激素使子宫内膜呈增殖期变化。至排卵前约 1 周，血中雌激素浓度明显上升，到排卵前 1~2 日达高峰。高浓度的雌激素通过正反馈，触发腺垂体对卵泡刺激素特别是黄体生成素的分泌，血中高浓度的黄体生成素导致卵巢排卵，并促使黄体形成。

2. 分泌期的形成 此期在黄体生成素的作用下，排卵后的残余卵泡形成黄体，黄体继续分泌雌激素和大量孕激素，这两种激素特别是孕激素使子宫内膜发生分泌期变化。此期血中雌激素和孕激素浓度较高。

3. **月经期的形成**　若卵子未受孕，高浓度的雌激素、孕激素对下丘脑－腺垂体起负反馈作用，抑制促性腺激素释放激素、卵泡刺激素和黄体生成素的分泌。黄体生成素分泌减少，黄体便退化、萎缩，雌激素、孕激素分泌急剧减少，至排卵末期降到低水平。子宫内膜失去这两种激素的维持便脱落、出血，形成月经。

随着血中雌激素、孕激素浓度的降低，对下丘脑－腺垂体的负反馈抑制作用解除，卵泡又在卵泡刺激素的作用下生长发育。新的月经周期又开始。

总之，卵巢的周期性变化和月经周期的产生，是在"下丘脑－腺垂体－卵巢轴"的调控下完成的。内外环境的刺激通过影响"下丘脑－腺垂体－卵巢轴"的活动，影响月经周期。每一月经周期的意义，在于提供一个成熟的卵子，并为受精、着床、妊娠做好准备（图12－4）。

第三节　妊娠与避孕

一、妊娠

妊娠是新个体产生的过程，包括受精、着床、妊娠的维持、胎儿的生长及分娩。

（一）受精与着床

1. **受精**　受精是精子和卵子结合的过程，包括：①精子与卵子的运行：受精一般在输卵管的壶腹部发生。精子射入阴道后，精子靠尾部的活动和女性生殖道平滑肌的收缩以及输卵管上皮细胞纤毛的摆动而运行，穿过子宫颈、子宫进入输卵管。排卵后，卵子落入输卵管伞部，由输卵管的蠕动及其上皮细胞纤毛摆动，逐渐向子宫方向运送。②精子获能：精子须在女性生殖道停留一段时间，才能获得使卵子受精的能力，称为精子获能。精子获能的主要部位是子宫腔，其次是输卵管。③受精过程：每次射入阴道的精子数以亿计，但受精只需1个精子进入卵子。当精子与卵子相遇时，精子头部释放顶体酶系，协助精子穿透卵子外各层障碍进入卵细胞内。进入卵内的精子头部形成雄性原核，卵细胞核形成雌性原核，随即两性原核融合，形成受精卵。当1个精子进入卵细胞后，卵细胞表面的性质随即发生改变，使其他精子不能进入。

2. **着床**　受精卵在运行至子宫腔的途中，一面移动，一面进行细胞分裂形成胚泡。在输卵管的蠕动和上皮纤毛的摆动下，在排卵后的7~8天胚泡进入子宫，并与子宫内膜相互作用而植入子宫，此过程为着床。着床历时2~5天。

（二）胎盘激素与妊娠的维持

妊娠的维持与胎盘的内分泌功能密切相关。胚泡植入后，最外层的一部分细胞发展成为滋养层，其他大部分细胞则发育成胎儿。滋养层细胞发展很快，不久便形成绒毛膜，突起的绒毛可吸收母体中营养成分以供给胎儿。同时，子宫内膜增生成为蜕膜。这样，属于母体的蜕膜和属于子体的绒毛膜结合成为胎盘。

人类的胎盘可产生多种激素，主要有人绒毛膜促性腺激素（HCG）、雌激素、孕激素等。这些激素的分泌能不失时机地保持妊娠期血中雌激素、孕激素处于高浓度状态，否则子宫内膜将脱落，引起流产。因此，胎盘的内分泌功能对妊娠的维持起了关键性的作用。

1. 人绒毛膜促性腺激素（HCG）　　HCG是一种糖蛋白，它的作用有两方面：①与黄体生成素相似，在妊娠早期能代替黄体生成素刺激月经黄体转变为妊娠黄体，使其分泌大量雌激素和孕激素。②HCG能使淋巴细胞的活性降低，防止母体产生对胎儿的排斥反应，具有"安胎"的效应。

2. 雌激素和孕激素　　胎盘分泌的雌激素、孕激素能及时接替妊娠黄体（10周左右退化）的功能，进一步促进子宫、乳腺的发育，维持妊娠，直到分娩。

（三）分娩

分娩是成熟胎儿自子宫娩出母体的过程。人类的妊娠约持续280天（从末次月经周期第1天算起）。

二、避孕

（一）避孕的定义

避孕是指应用科学手段使妇女暂时不受孕，主要是控制生殖过程中的3个环节：①抑制精子与卵子的产生。②阻止精子与卵子的结合。③使子宫环境不利于精子获能、生存或者不适宜受精卵着床与发育。

（二）避孕的方法

月经周期形成的过程充分显示，每个月经周期都在"下丘脑－腺垂体－卵巢轴"的作用下提供一个成熟卵子，子宫内膜则不失时机地创造一个适合于胚泡着床的环境。因此，月经周期也可以被认为是为受精、着床、妊娠做周期性准备的生理过程。

1. 安全期避孕　　生活中可以利用月经周期中体温的变化来预测排卵日期，借以在安全期进行性生活，从而达到避孕目的。避孕成功率为70%~80%，不宜推广。

2. 体外排精避孕　　是指在性交过程中男性即将射精时，迅速把阴茎抽离阴道，把精液射在女性身体外面，阻止精子与卵子的结合。这种避孕效果也不理想，易致失败。

3. 药物避孕　　临床上常使用雌激素、孕激素及其类似物以抑制"下丘脑－腺垂体－卵巢轴"的活动，进而抑制女性排卵，达到避孕的目的。

4. 工具避孕　　是指利用工具防止精子进入阴道，或阻止进入阴道内的精子进入宫腔，或通过改变宫腔内环境，以达到避孕目的。如安全套、子宫帽、宫内节育器等。

5. 绝育手术　　是指使用羊肠线等将人体的某些管道（输精管、输卵管）结扎住，以达到绝育的目的。如输精管结扎术、输卵管结扎术。

知识链接

女性妊娠期间既无月经也不怀孕

　　女性在整个妊娠期，血中雌激素、孕激素都保持在高水平，对"下丘脑－腺垂体－卵巢轴"起负反馈抑制作用，致使卵泡不发育、卵巢不排卵。故妊娠期间既不来月经，也不再受孕。

复习思考题

一、名词解释
生殖　月经周期　副性征

二、简答题
简述雌激素和孕激素的生理作用？

主要参考书目

1. 杜友爱. 生理学. 第 2 版. 北京：人民卫生出版社，2007.

2. 朱大年. 生理学. 第 7 版. 北京：人民卫生出版社，2008.

3. 姚泰. 生理学. 第 7 版. 北京：人民卫生出版社，2006.

4. 古天明. 生理学基础. 第 2 版. 北京：高等教育出版社，2011.

5. 田仁，朱艳平. 生理学基础. 西安：第四军医大学出版社，2009.

6. 彭波，李茂松. 生理学. 第 2 版. 北京：人民卫生出版社，2008.

7. 马晓健. 生理学. 第 2 版. 北京：高等教育出版社，2010.

8. 侯勇，姚和翠. 生理学. 北京：中国医药科技出版社，2013.

9. 白波. 生理学. 第 6 版. 北京：人民卫生出版社，2009.

10. 姚泰. 生理学. 第 6 版. 北京：人民卫生出版社，2004.